T0211665

# Anatomia RM dell'encefalo

Mirco Cosottini (a cura di)

# Anatomia RM dell'encefalo

*Presentazione a cura di*
**Davide Caramella**

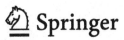 Springer

a cura di
**Mirco Cosottini**
Dipartimento di Neuroscienze
Facoltà di Medicina e Chirurgia
Università di Pisa
Pisa

ISBN 978-88-470-2453-3                    ISBN 978-88-470-2454-0 (eBook)

DOI 10.1007/978-88-470-2454-0

9 8 7 6 5 4 3 2 1

*Layout copertina:* Ikona S.r.l., Milano

Impaginazione: C & G di Cerri e Galassi, Cremona
Stampa: Printer Trento S.r.l., Trento

Springer-Verlag Italia S.r.l., Via Decembrio 28, I-20137 Milano
Springer fa parte di Springer Science+Business Media (www.springer.com)

# Presentazione

Gli Autori di questo atlante hanno fatto un lavoro molto ampio e meticoloso riuscendo a sintetizzare in poco più di 100 pagine le nozioni essenziali per orientarsi nella complessa anatomia del Sistema Nervoso Centrale.

La qualità delle immagini RM è straordinaria, grazie all'impiego di un apparecchio a 3 Tesla, il cui alto campo magnetico consente di massimizzare la risoluzione spaziale con ottima definizione dei dettagli anatomici.

D'altronde, la conoscenza dell'anatomia è di fondamentale importanza per l'attività del Radiologo impegnato nella diagnostica del Sistema Nervoso Centrale, dove la correlazione anatomo-funzionale è alla base della diagnosi, che si raggiunge legando la semeiotica della disfunzione a una precisa alterazione anatomica.

Ma anche il Tecnico Sanitario di Radiologia Medica ha sempre più bisogno di conoscere approfonditamente l'anatomia RM del Sistema Nervoso Centrale per svolgere al meglio il suo delicato lavoro di acquisizione ed elaborazione delle immagini neuroradiologiche.

Attraverso le illustrazioni di questo atlante si può ammirare l'encefalo, che rappresenta sicuramente il più raffinato prodotto dell'evoluzione sul nostro pianeta, anche da un punto di vista estetico, proprio grazie alla squisita riproduzione dei particolari fornita dalle attuali tecniche di imaging RM ad alto campo.

Vorrei infine sottolineare che questo testo costituisce una modernissima interpretazione della tradizione plurisecolare di eccellenza della scuola medica Pisana nell'insegnamento dell'anatomia, che iniziò con Andrea Vesalio (1514-1564) e proseguì con una lunga serie di illustri anatomici tra i quali: Gabbriello Falloppio, Lorenzo Bellini, Paolo Mascagni e Filippo Pacini.

Novembre 2011

Prof. Davide Caramella
Radiodiagnostica 3
AOUP – Università di Pisa
Pisa

# Prefazione

Il presente atlante anatomico dell'encefalo basato su immagini a RM ad alto campo vuole essere un agile strumento in mano a varie figure professionali che si avvicinano alle neuroimmagini. L'approccio all'anatomia encefalica utilizzato nel presente atlante è mirata a un utilizzo che non sia proprio dell'ultraspecialista.

Oramai dagli anni Ottanta la risonanza magnetica (RM) ha rivoluzionato la diagnostica delle malattie del sistema nervoso centrale modificando grandemente l'impostazione professionale del neuroradiologo. Da allora la RM non ha mai cessato di sviluppare le sue potenzialità diagnostiche introducendo metodi di studio sempre nuovi e via via più complessi. Dall'imaging anatomico siamo passati all'imaging funzionale fino a quello integrato con tecniche neurofisiologiche.

Con il passare del tempo, da strumento per la diagnosi, la RM ha assunto un ruolo nello studio della fisiopatologia del sistema nervoso centrale. Oltre al radiologo si sono quindi avvicinati a tale strumento anche altre figure professionali provenienti da un ambito sanitario come i neurologi, gli psichiatri, i fisiologi, gli psicologi.

La complessità dell'indagine dal punto di vista tecnico-metodologico, oltre a richiedere tecnici sanitari di radiologia medica sempre più preparati, non può prescindere da una collaborazione con figure professionali di differente provenienza come fisici, ingegneri, chimici.

In tale ottica, un numero rilevante di persone che non hanno una formazione specifica in ambito clinico-sanitario si trovano ad avere accesso a dati di neuroimmagini. Prerogativa al trattamento di tali dati è comunque la conoscenza dell'anatomia umana encefalica. Questo atlante vuole essere quindi uno strumento semplice in mano a personale sanitario in formazione e a personale di diversa provenienza che lavora a contatto con le neuroimmagini.

Lo sviluppo di magneti a intensità di campo sempre più elevata ha consentito la diffusione di apparecchiature RM a 3T anche in ambito clinico.

L'incremento dell'intensità di campo determina un aumento quadratico del segnale RM e un incremento lineare del rumore; ne consegue un aumento netto del rapporto segnale-rumore. In risonanza, un aumento di tale rapporto può essere sfruttato per incrementare la velocità di acquisizione a parità di risoluzione spaziale oppure può essere utilizzato per incrementare la risoluzione spaziale dell'immagine. Come dimostrano le immagini di questo atlante è ad oggi possibile ottenere immagini a elevato dettaglio anatomico delle strutture encefaliche con voxel isotropici di 1 mm nella normale routine clinica. Non abbiamo volutamente utilizzato preparati anatomici *ex vivo* né immagini RM con voxel più piccoli che, sebbene avessero potuto fornire dettagli anatomici più fini, non avrebbero reso il dettaglio che è routinariamente apprezzabile per l'operatore che utilizzi un tomografo ad alto campo.

Nel presente atlante abbiamo cercato di dare una descrizione adeguata dell'anatomia girale considerando l'importanza che questa riveste sia nella diagnostica convenzionale che negli studi di RM funzionale in cui le aree di attivazione devono essere allocate in base a precise descrizioni di anatomia classica. Sebbene gli studi di RM funzionale o con altre tecniche avanzate facciano uso di *template* e di atlanti elettronici costruiti su cervelli medi, lo studio su singolo soggetto non può prescindere da un'adeguata conoscenza dell'anatomia umana normale. In questo atlante abbiamo inoltre affiancato l'immagine anatomica T1 pesata a una mappa di anisotropia frazionaria a colori che consente di dirimere i diversi fasci di fibre della sostanza bianca in base alla loro direzione. Tale scelta è stata indotta dalla sempre maggiore disponibilità di effettuare acquisizioni con il tensore di diffusione che consentono di visualizzare *in vivo* la disposizione delle fibre nervose nel contesto della sostanza bianca encefalica che risulta pressoché omogenea nelle immagini anatomiche convenzionali. La topografia lesionale può quindi essere riferita non solo all'anatomia girale ma anche all'anatomia dei fasci di fibre della sostanza bianca.

La sezione dedicata alle strutture ventricolo cisternali e all'emergenza dei nervi cranici è stata ottenuta con immagini SSFP che esaltano il contrasto tra i fluidi stazionari (liquor nel nostro caso) e il tessuto nervoso che appare omogeneamente ipointenso. L'elevato segnale di questa sequenza di impulsi consente un'elevatissima risoluzione spaziale (0,3 mm di risoluzione nominale) per poter visualizzare i più esili nervi cranici e discriminarli dalle strutture vascolari intracraniche ad essi contigue.

La sezione riguardante il circolo arterioso intracranico è stata ottenuta con sequenze basate sul flusso cosiddette a tempo di volo (TOF) e quindi senza l'ausilio del mezzo di contrasto, in modo da valutare le potenzialità di questo strumento completamente non invasivo nell'identificare anomalie vascolari eventualmente presenti. L'elevata sensibilità al flusso ad alto campo consente una valutazione anche delle diramazioni più periferiche e più fini come ad esempio le arterie lenticolo-striate. In questo settore ci siamo limitati alla descrizione dell'anatomia umana normale non potendo inserire in un atlante sufficientemente agevole le innumerevoli varianti anatomiche. Nel testo e nelle immagini del capitolo 5, i vasi intracranici sono indicati con acronimi inglesi in quanto diffusamente utilizzati anche in lingua italiana.

Speriamo quindi che il presente atlante possa costituire un ausilio ai medici in formazione in radiodiagnostica e nelle discipline costituenti le neuroscienze nonché agli operatori delle scienze di base che collaborano alla creazione delle neuroimmagini e ai tecnici di radiologia medica che sono preposti ad acquisirle.

Novembre 2011                                                                          Mirco Cosottini

# Indice

# Elenco degli Autori

**Mirco Cosottini**
Dipartimento di Neuroscienze
Facoltà di Medicina e Chirurgia
Università di Pisa
Pisa

**Silvia Canovetti**
Dipartimento di Radiodiagnostica
Facoltà di Medicina e Chirurgia
Università di Pisa
Pisa

**Ilaria Desideri**
Dipartimento di Radiodiagnostica
Facoltà di Medicina e Chirurgia
Università di Pisa
Pisa

**Ilaria Pesaresi**
U.O. Neuroradiologia
Azienda Ospedaliero-Universitaria Pisana
Pisa

**Massimo Marletta**
Tecnico di Radiologia
Azienda Ospedaliero-Universitaria Pisana
Pisa

**Guido Andrea Lazzarotti**
U.O. Neuroradiologia
Azienda Ospedaliero-Universitaria Pisana
Pisa

**Michele Puglioli**
U.O. Neuroradiologia
Azienda Ospedaliero-Universitaria Pisana
Pisa

## Cenni di anatomia macroscopica dell'encefalo

L'encefalo è la parte del sistema nervoso centrale racchiusa all'interno della scatola cranica. Viene macroscopicamente distinto in tre parti: il tronco cerebrale, il cervelletto e il cervello.

Il tronco cerebrale è composto dal bulbo o midollo allungato (continuazione del midollo spinale), dal ponte e dal mesencefalo. Il cervello è costituito dal diencefalo e dal telencefalo.

Il bulbo o midollo allungato si estende per circa 2,5 cm tra il midollo spinale e il ponte. Ha una forma a tronco di cono, il cui limite inferiore con il midollo cervicale è convenzionale e corrisponde a un piano passante tra l'emergenza del XII nervo cranico e il I nervo cervicale. Superiormente il solco bulbo-pontino lo separa dal piede pontino. Sulla superficie anteriore del bulbo si apprezza la fessura mediana anteriore, ai lati della quale si trovano le piramidi bulbari. Il solco viene interrotto al di sotto delle piramidi dalla decussazione delle piramidi. Ai lati della piramide bulbare si apprezza il solco laterale anteriore, che lo separa dalle olive bulbari. Dietro alle olive bulbari decorre longitudinalmente il solco laterale posteriore o solco dei nervi misti, la cui porzione craniale è detta fossetta retroolivare dove origina il pacchetto stato-acustico. La superficie posteriore del bulbo è costituita in alto dalla porzione inferiore della fossa romboidea, corrispondente alla porzione inferiore del pavimento del quarto ventricolo, e in basso dalla porzione libera su cui si riconoscono due rilievi, il tubercolo gracile medialmente e il tubercolo cuneato lateralmente.

Il ponte è una struttura cubica di circa 3 cm delimitato in basso dal solco bulbo-pontino e in alto dal solco ponto-mesencefalico. Anteriormente poggia sul *clivus* e risulta solcato sulla linea mediana dall'impressione basilare. La superficie laterale, da cui origina il V nervo cranico si continua senza soluzione di continuità nel peduncolo cerebellare medio che connette il ponte con il cervelletto. La faccia posteriore di forma triangolare costituisce il terzo superiore del pavimento del IV ventricolo.

Il mesencefalo è costituito da una porzione anteriore formata dai peduncoli cerebrali e da una porzione posteriore, la lamina quadrigemina. I peduncoli a decorso longitudinale, divaricano esternamente formando la fossa interpeduncolare da cui emerge il III nervo cranico e il cui tetto è costituito dalla sostanza perforata anteriore, davanti alla quale aggettano i corpi mammillari di pertinenza diencefalica. La lamina quadrigemina, separata dai peduncoli dall'acquedotto di Silvio, consta di quattro rilievi, i tubercoli quadrigemini inferiori e i tubercoli quadrigemini superiori, che attraverso i bracci quadrigemini sono rispettivamente connessi con il corpo genicolato mediale e laterale di pertinenza talamica.

Il diencefalo è costituito da una parte profonda, inglobata nel telencefalo e da una parte esigua affiorante sulla superficie inferiore cerebrale. Quest'ultima comprende i corpi mammillari, il *tuber cinereum*, l'ipofisi, il chiasma ottico e la lamina terminale.

Nella Figura 1.28, la visione sagittale mediana del III ventricolo consente di apprezzare il solco ipotalamico al di sotto del quale si apprezza una struttura triangolare, detta ipotalamo. L'ipotalamo periventricolare è la componente grigia che circonda il III ventricolo, mentre il subtalamo è l'insieme dei nuclei grigi posti al di sotto del talamo e lateralmente all'ipotalamo periventricolare. Tra questi nuclei si annoverano il nucleo subtalamico del Luys e il *globus pallidus* che, facenti parte delle vie extrapiramidali sono ben visualizzabili sulle tavole dedicate ai nuclei della base. Il talamo, voluminosa struttura di sostanza grigia è anch'esso di pertinenza diencefalica, e riportato nelle tavole relative ai nuclei della base. Postero superiormente al talamo, di pertinenza diencefalica, si trova l'epitalamo la cui componente principale è rappresentata dall'epifisi.

Il telencefalo costituisce la parte filogeneticamente più recente dell'encefalo e risulta distinto in due emisferi cerebrali, destro e sinistro, separati dalla scissura interemisferica e dalle formazioni interemisferiche che sono il corpo calloso, il fornice, la commissura anteriore e il setto pellucido.

I due emisferi sono congiunti nella loro porzione inferiore dal diencefalo e sono separati dal mesencefalo dalla fessura trasversa di Bichat.

L'emisfero cerebrale è un semiovoide su cui si riconosce una superficie laterale, una superficie mediale e una superficie inferiore. La superficie emisferica è solcata da introflessioni dette solchi cerebrali che la suddividono in lobi e circonvoluzioni. A livello della superficie laterale si apprezza la scissura laterale di Silvio, che separa il lobo frontale dal lobo temporale, il solco centrale o di Rolando, che separa il lobo frontale dal lobo parietale, e la scissura parieto-occipitale, che separa il lobo parietale da quello occipitale. Il lobo dell'*insula* è visibile nella profondità della scissura di Silvio.

Il lobo frontale sulla faccia esterna è solcato longitudinalmente dal solco frontale superiore e frontale inferiore che delimitano la circonvoluzione frontale superiore, media e inferiore. Posteriormente i due solchi si intersecano con il solco precentrale, il quale decorre parallelamente al solco centrale delimitando la circonvoluzione frontale ascendente o precentrale o prerolandica. Il solco di Rolando non raggiunge inferiormente la scissura silviana, per cui si crea una congiunzione tra la circonvoluzione frontale ascendente e la parietale ascendente detta opercolo rolandico o piede della circonvoluzione di Rolando. In corrispondenza della circonvoluzione frontale inferiore, anteriormente all'*insula* si apprezza l'opercolo frontale che è suddiviso in tre parti, che dall'avanti verso l'indietro sono denominate *pars orbitalis*, *pars triangularis* e *pars opercularis*.

Sulla superficie laterale del lobo parietale, parallelamente e posteriormente al solco centrale, decorre il solco postcentrale che identifica la circonvoluzione postcentrale o postrolandica. Dietro al solco postcentrale, ad andamento longitudinale, decorre il solco intraparietale che separa la circonvoluzione parietale superiore dalla circonvoluzione parietale inferiore. Quest'ultima è connessa con il lobo temporale dal giro supramarginale, che piega sull'estremità posteriore della scissura di Silvio, e dal giro angolare, che piega a livello del margine posteriore del solco temporale superiore.

Il lobo occipitale presenta sulla sua superficie esterna due solchi, l'occipitale superiore e l'occipitale inferiore, che separano la circonvoluzione occipitale superiore, la media e l'inferiore.

La superficie esterna del lobo temporale è percorsa longitudinalmente dai solchi temporale superiore e inferiore che distinguono tre circonvoluzioni temporali a decorso parallelo, la superiore, la media, e l'inferiore.

La divaricazione della scissura silviana permette di identificare la circonvoluzione temporale trasversa di Heschl e i giri brevi e lunghi del lobo dell'insula.

La faccia mesiale dell'emisfero cerebrale presenta morfologia pianeggiante ed è contigua a un voluminoso setto durale, la grande falce cerebrale. Su di essa si distingue la scissura del cingolo che decorre pressoché parallelamente al corpo calloso, e che delimita il lobo limbico dal lobo frontale e dal parietale. Il lobo parietale è separato dal lobo frontale dalla prosecuzione sulla faccia mesiale dell'emisfero, del solco di Rolando, ed è separato dal lobo occipitale dal solco parieto-occipitale.

Il lobo limbico sulla faccia mesiale dell'emisfero è costituito dalla circonvoluzione del cingolo che posteriormente si continua attraverso l'istmo del lobo limbico all'estremità posteriore della circonvoluzione paraippocampale posta sulla superficie inferiore dell'emisfero. Il lobo frontale medialmente è costituito dalla circonvoluzione frontale superiore che posteriormente termina nel lobulo paracentrale, che è posto a cavallo del solco di Rolando, tra la prosecuzione mesiale del solco pre- e postcentrale. Il lobo parietale medialmente è costituito dal precuneo, il lobo occipitale dal cuneo che è compreso tra il solco parieto-occipitale e la scissura calcarina.

La superficie inferiore dell'emisfero cerebrale è solcata trasversalmente dalla scissura di Silvio che separa il lobo frontale dal temporale, e longitudinalmente dal solco occipito-temporale mediale o collaterale, che separa il lobo limbico dal lobo temporale. Non esiste una chiara demarcazione tra il lobo temporale e il lobo occipitale. La superficie inferiore del lobo frontale detta "orbitale" presenta medialmente il solco olfattorio che separa il giro retto dai giri orbitari. Il lobo temporale è solcato longitudinalmente dal solco temporo-occipitale laterale che separa la circonvoluzione temporale inferiore dal giro fusiforme. Nel lobo occipitale, sulla faccia inferiore, la prosecuzione dei solchi parieto-occipitali identifica una circonvoluzione occipitale inferiore lateralmente, il giro fusiforme e medialmente il giro linguale.

Sulla superficie inferiore dell'emisfero cerebrale il lobo limbico è costituito dal giro paraippocampale posto medialmente al solco temporo-occipitale mediale.

Il lobo limbico, nella sua profondità, è costituito dall'ippocampo, una corteccia filogeneticamente antica (archipallio), che si sviluppa a spirale nella profondità della fessura cerebrale trasversa. L'ippocampo è costituito da sostanza grigia, che forma il corno d'Ammone e dalla sua efferenza di fibre di sostanza bianca, definita fimbria, che posteriormente si continua nella gamba del fornice.

La sostanza bianca cerebrale posta al di sopra dei nuclei telencefalici, costituisce una massa continua detta centro semiovale. I centri semiovali dei due emisferi sono collegati tramite il corpo calloso. Nella porzione basale dell'emisfero la sostanza bianca è organizzata in fasci di fibre dette capsule.

Le fibre nervose che costituiscono il centro semiovale e le capsule possono appartenere a sistemi di associazione (collegano zone di corteccia appartenenti allo stesso emisfero), a sistemi commissurali (congiungono zone della corteccia appartenenti ai due emisferi cerebrali) e sistemi di proiezione (collegano la corteccia a nuclei encefalici o spinali).

I sistemi di associazione possono congiungere zone di corteccia nello stesso lobo cerebrale o di lobi diversi (fasci d'associazione interlobare). Nelle immagini è possibile riconoscere il decorso dei principali fasci di associazione interlobare: il fascicolo longitudinale superiore (o arcuato) che origina dalla circonvoluzione frontale inferiore e ascendente decorre superficialmente indietro attraverso la capsula esterna, si incurva in basso e in avanti proseguendo verso il polo temporale e collega i lobi frontale, temporale, parietale e occipitale sulla faccia laterale.

Il fascicolo temporooccipitale o fascicolo longitudinale inferiore origina dal polo temporale, decorre sul margine inferolaterale dell'emisfero cerebrale, lateralmente al corno occipitale del ventricolo laterale e alla radiazione ottica di Gratiolet per giungere alla corteccia occipitale.

Il fascicolo occipitofrontale superiore origina dalla corteccia frontale, decorre lateralmente al corno frontale e alla cella media del ventricolo laterale al di sotto della radiazione callosa, piega in basso a costituire il *tapetum* che riveste la parete supero esterna del corno temporale e occipitale del ventricolo laterale per terminare nella corteccia temporo-occipitale.

Il fascicolo occipito-frontale inferiore decorre nella parte inferiore della capsula esterna e congiunge la faccia laterale del lobo frontale a quella inferiore dei lobi temporale e occipitale.

Il fascicolo uncinato è costituito da un fascio inferiore che congiunge le circonvoluzioni fronto-orbitarie con la circonvoluzione ippocampale, e da un fascio superiore rettilineo che congiunge la corteccia laterale del lobo frontale e la corteccia laterale del lobo temporale.

I sistemi commissurali sono costituiti dal corpo calloso, dalla commissura anteriore e dalla commissura posteriore.

Il corpo calloso costituisce il più grosso sistema commissurale che congiunge le cellule piramidali piccole e medie che da un emisfero si portano a cortecce omologhe e non omologhe controlaterali. Il tronco del corpo calloso posto sulla linea mediana è costituito da fibre a decorso trasversale fittamente stipate che si aprono a ventaglio sia sul piano frontale che assiale una volta giunte nei centri semiovali. Tali fibre incrociano i sistemi di associazione e di proiezione. Le fibre nervose passanti per la porzione anteriore del corpo calloso (ginocchio) connettono prevalentemente attraverso un decorso arcuato aperto in avanti (*forceps minor*) la corteccia prefrontale. Le fibre che costituiscono la porzione posteriore del corpo calloso (splenio) connettono prevalentemente i lobi parieto-occipitali con un decorso arcuato ad ampio raggio detto *forceps major*. Il corpo del corpo calloso al terzo medio anteriore connette prevalentemente aree motorie frontali omologhe mentre al terzo posteriore aree sensitive parietali.

Il fornice è una lamina di sostanza bianca triangolare adesa al di sotto del corpo calloso che costituisce il tetto del III ventricolo. Posteriormente è costituito da due benderelle di sostanza bianca (gambe del fornice) che sono la prosecuzione della fimbria dell'ippocampo, e che sono congiunte attraverso lo *psalterium*. Le gambe convergono in avanti sulla linea mediana a costituire il corpo del fornice, il quale all'inserzione con il setto pellucido dà origine a due cordoni che piegano in basso (colonne del fornice), che terminano nei corpi mammillari. Il fornice è costituito essenzialmente dal fascio ippocampo-mammillare e dal fascio olfattivo. La commissura anteriore è un fascio di fibre commissurali posta al davanti delle colonne del fornice a livello della parete anteriore del III ventricolo: è costituito da due fasci, uno anteriore, che collega i due bulbi olfattivi, e uno posteriore, che connette i nuclei amigdaloidei.

Il setto pellucido è una lamina esile a decorso longitudinale che si interpone tra il corpo calloso e il fornice al terzo anteriore, e costituisce la parete mediale dei corni frontali dei ventricoli laterali.

Nelle immagini ottenute secondo il taglio di Flechsig (lungo la congiungente il ginocchio e lo splenio del corpo calloso) è possibile osservare il decorso sezionato della capsula interna, della capsula esterna e della capsula estrema.

La capsula interna fa parte dei sistemi di proiezione, origina dalla corteccia cerebrale emisferica e si approfonda nel centro semiovale con una conformazione a ventaglio detta corona radiata. La convergenza delle fibre della corona radiata a livello dei nuclei della base costituisce la vera e propria capsula interna che è interposta tra la testa del nucleo caudato e il talamo medialmente, e il nucleo lenticolare lateralmente. Si distinguono un braccio anteriore o frontale tra la testa del caudato e il nucleo lenticolare, un braccio posteriore o occipitale tra il talamo e il nucleo lenticolare e un ginocchio tra i due bracci. Sono inoltre riconoscibili un segmento retrolenticolare e, nelle immagini coronali, un segmento sottolenticolare che dal lobo temporale passa sotto il nucleo lenticolare e giunge al peduncolo cerebrale.

Il braccio anteriore della capsula interna e la corona radiata sovrastante sono prevalentemente costituiti dal fascio cortico-pontino di Arnold e dal peduncolo anteriore del talamo. Nel braccio posteriore della capsula interna e nel segmento medio della corona radiata sovrastante decorrono il fascio piramidale, le fibre cortico-rubre e fibre talamo-corticali (metà anteriore del braccio posteriore della capsula interna) e il peduncolo medio del talamo o radiazione sensitiva (metà posteriore del braccio anteriore della capsula interna). Nel ginocchio della capsula interna decorre il fascio genicolato che include le fibre cortico-nucleari motorie per i nuclei motori troncoencefalici dei nervi cranici.

Il segmento retrolenticolare della capsula interna e il segmento posteriore della corona radiata sovrastante sono costituiti dal peduncolo posteriore del talamo che include la radiazione ottica di Gratiolet.

Il segmento sottolenticolare della capsula interna e il segmento inferiore della corona radiata corrispondente contengono il fascio cortico-pontino temporale di Turck e il peduncolo inferiore del talamo che è costituito dalla radiazione acustica.

La capsula esterna è posizionata tra il *putamen* medialmente e il claustro lateralmente.

La capsula estrema è compresa tra il claustro medialmente e la corteccia insulare.

# Anatomia encefalica

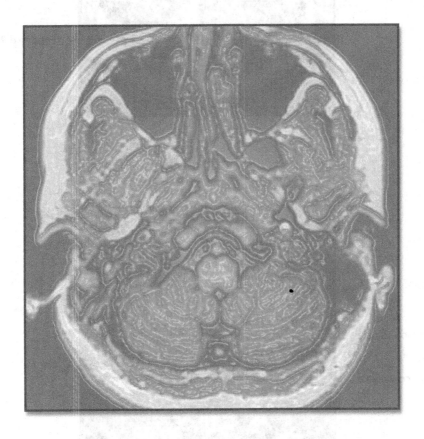

## 1

*Anatomia RM dell'encefalo*. Mirco Cosottini (a cura di)
© Springer-Verlag Italia 2012

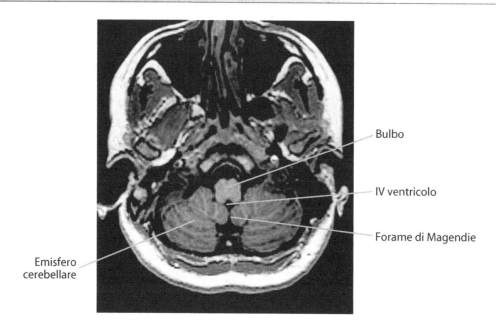

Bulbo

IV ventricolo

Forame di Magendie

Emisfero
cerebellare

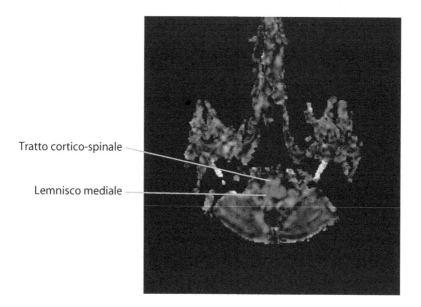

Tratto cortico-spinale

Lemnisco mediale

**Fig. 1.1** Sono di seguito riportate le immagini assiali dell'encefalo. In alto sequenze T1 pesate a elevata risoluzione consentono di apprezzare un buon dettaglio anatomico delle strutture troncoencefaliche e delle circonvoluzioni cerebrali. In basso la mappa di anisotropia frazionaria della corrispondente immagine anatomica ottenuta con il tensore di diffusione, consente di apprezzare il decorso dei principali fasci di sostanza bianca (in blu i fasci a decorso longitudinale, in verde i fasci a decorso anteroposteriore e in rosso quelli a decorso trasversale)

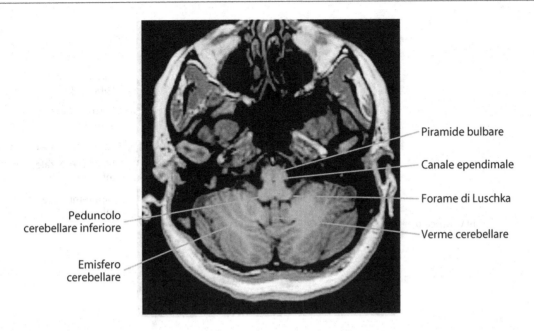

Piramide bulbare

Canale ependimale

Forame di Luschka

Verme cerebellare

Peduncolo
cerebellare inferiore

Emisfero
cerebellare

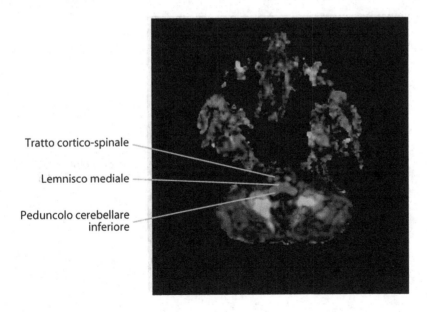

Tratto cortico-spinale

Lemnisco mediale

Peduncolo cerebellare
inferiore

**Fig. 1.2** Sezione assiale passante per il bulbo. È riconoscibile il solco bulbare anteriore ai cui lati si apprezzano le piramidi bulbari. Nel loro contesto decorrono i fasci cortico-spinali

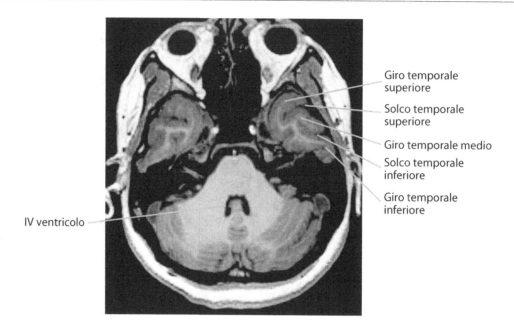

Giro temporale
superiore

Solco temporale
superiore

Giro temporale medio

Solco temporale
inferiore

Giro temporale
inferiore

IV ventricolo

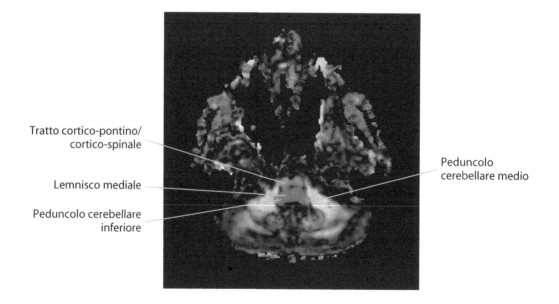

Tratto cortico-pontino/
cortico-spinale

Lemnisco mediale

Peduncolo cerebellare
inferiore

Peduncolo
cerebellare medio

**Fig. 1.3** Sezione assiale passante per il ponte all'altezza della cisterna angolo ponto-cerebellare. Nel contesto del ponte decorrono importanti fasci di connessione fra il centro e la periferia del sistema nervoso centrale, rappresentati sul versante anteriore dal fascio cortico-spinale, costituito da fibre destinate al controllo del movimento, e sul versante posteriore dal lemnisco mediale, che trasporta prevalentemente afferenze di natura tattile e propriocettiva, provenienti dal tubercolo gracile e cuneato

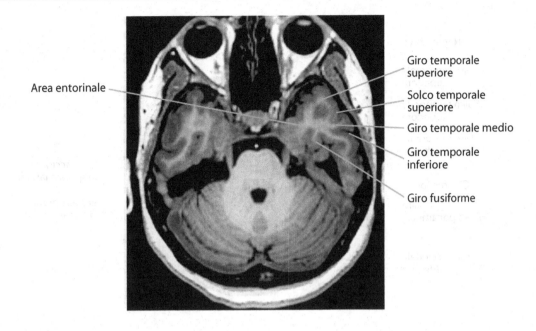

Area entorinale

Giro temporale
superiore

Solco temporale
superiore

Giro temporale medio

Giro temporale
inferiore

Giro fusiforme

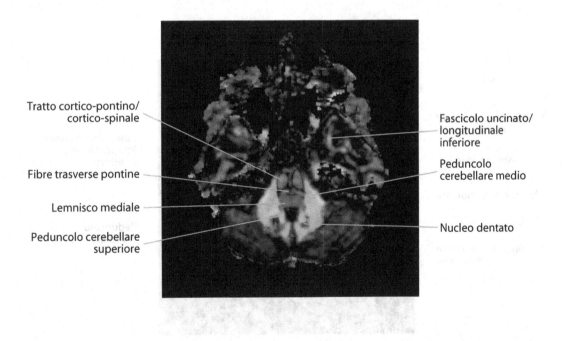

Tratto cortico-pontino/
cortico-spinale

Fibre trasverse pontine

Lemnisco mediale

Peduncolo cerebellare
superiore

Fascicolo uncinato/
longitudinale
inferiore

Peduncolo
cerebellare medio

Nucleo dentato

**Fig. 1.4** Sezione assiale passante per il ponte all'altezza del tratto intracisternale dei nervi trigemini. Si apprezza la sezione dei peduncoli cerebellari medi e il decorso delle fibre ponto-cerebellari ad andamento trasversale. Nel piede del ponte le fibre trasverse pontine intersecano il decorso longitudinale dei fasci cortico-spinali

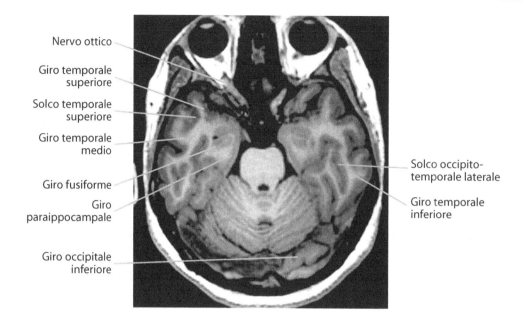

Nervo ottico

Giro temporale
superiore

Solco temporale
superiore

Giro temporale
medio

Giro fusiforme

Giro
paraippocampale

Giro occipitale
inferiore

Solco occipito-
temporale laterale

Giro temporale
inferiore

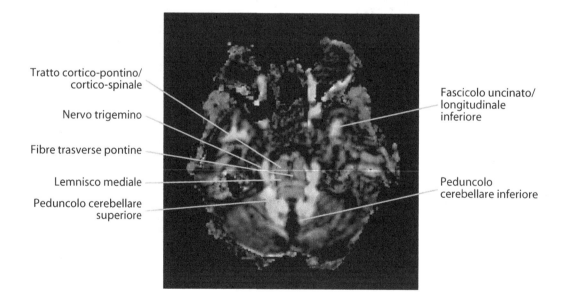

Tratto cortico-pontino/
cortico-spinale

Nervo trigemino

Fibre trasverse pontine

Lemnisco mediale

Peduncolo cerebellare
superiore

Fascicolo uncinato/
longitudinale
inferiore

Peduncolo
cerebellare inferiore

Fig. 1.5 La sezione passante per la giunzione ponto-mesencefalica permette di rilevare il peduncolo cerebellare superiore, la porzione inferiore dei lobi temporali e il nervo ottico

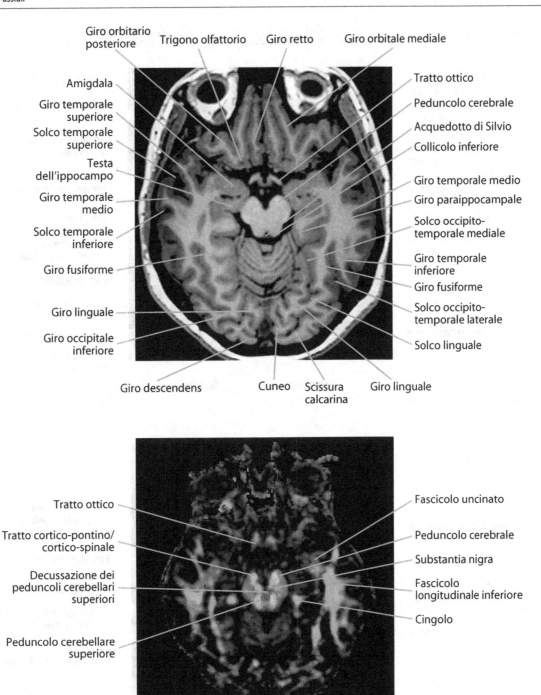

**Fig. 1.6** Sezione assiale passante per il mesencefalo, davanti al quale, nella cisterna chiasmatica, decorrono i tratti ottici, composti da fibre provenienti dalla emiretina temporale dell'occhio omolaterale e dalla emiretina nasale dell'occhio controlaterale. Le fibre provenienti dalla emiretina nasale dell'occhio controlaterale decussano sulla linea mediana in corrispondenza del chiasma ottico

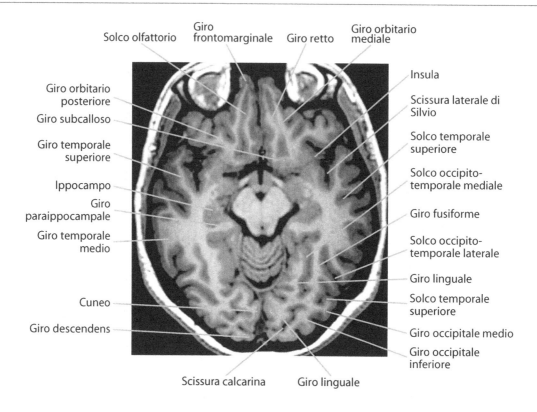

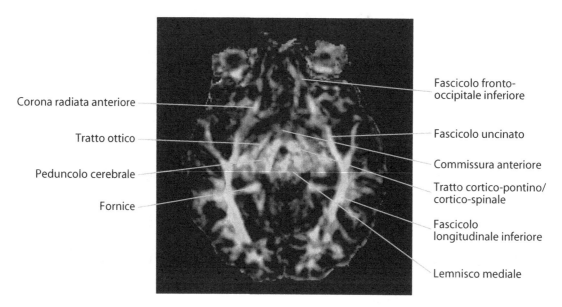

**Fig. 1.7** Sezione assiale passante per il mesencefalo. Sono ben riconoscibili i peduncoli cerebrali, ove decorrono i fasci cortico-pontini e cortico-spinali. Il lemnisco mediale si localizza in corrispondenza del piede del peduncolo cerebrale. Sono rappresentati inoltre la superficie inferiore del lobo frontale, ove si visualizzano il giro retto e i giri orbitari con le fibre del fascicolo uncinato che li congiunge con la circonvoluzione paraippocampale e con il polo temporale. Nella porzione basale del lobo temporale e del lobo occipitale decorre il fascicolo longitudinale inferiore che li congiunge

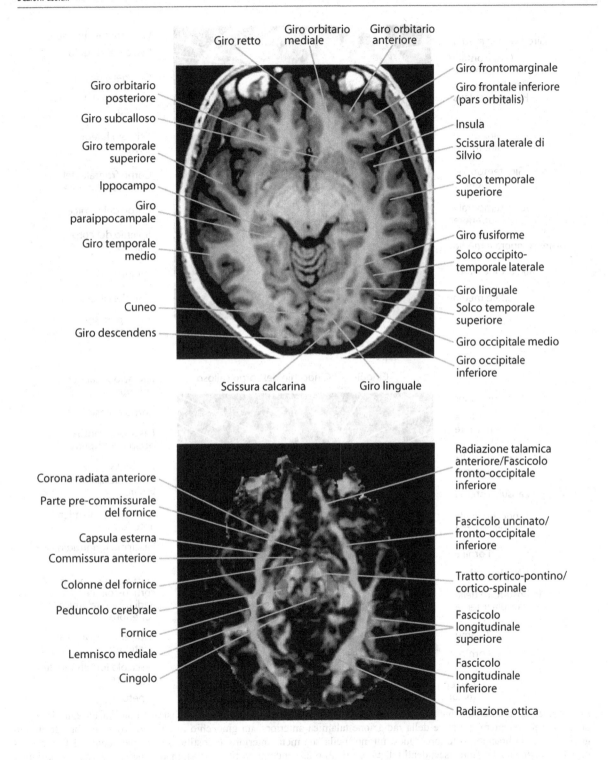

Giro retto

Giro orbitario mediale

Giro orbitario anteriore

Giro orbitario posteriore

Giro subcalloso

Giro temporale superiore

Ippocampo

Giro paraippocampale

Giro temporale medio

Cuneo

Giro descendens

Giro frontomarginale

Giro frontale inferiore (pars orbitalis)

Insula

Scissura laterale di Silvio

Solco temporale superiore

Giro fusiforme

Solco occipito-temporale laterale

Giro linguale

Solco temporale superiore

Giro occipitale medio

Giro occipitale inferiore

Scissura calcarina

Giro linguale

Corona radiata anteriore

Parte pre-commissurale del fornice

Capsula esterna

Commissura anteriore

Colonne del fornice

Peduncolo cerebrale

Fornice

Lemnisco mediale

Cingolo

Radiazione talamica anteriore/Fascicolo fronto-occipitale inferiore

Fascicolo uncinato/ fronto-occipitale inferiore

Tratto cortico-pontino/ cortico-spinale

Fascicolo longitudinale superiore

Fascicolo longitudinale inferiore

Radiazione ottica

**Fig. 1.8** In questa sezione è possibile visualizzare con decorso obliquo il fascicolo fronto-occipitale inferiore che passa attraverso la capsula esterna e congiunge la faccia laterale del lobo frontale con quella inferiore dei lobi temporale e occipitale

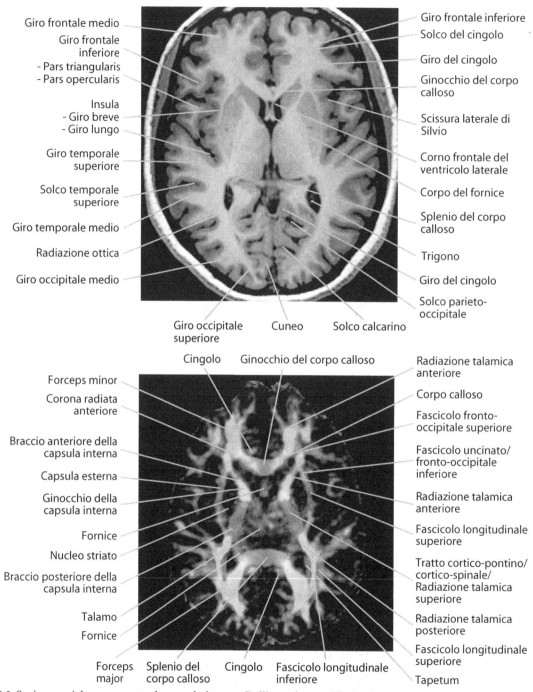

**Fig. 1.9** Sezione assiale passante per la capsula interna. Dall'avanti verso l'indietro si distingue un braccio anteriore, ove decorrono prevalentemente fibre della radiazione talamica anteriore, un ginocchio in cui decorrono le fibre del fascio genicolato e un braccio posteriore. Quest'ultimo, nella sua metà anteriore, è costituito principalmente dal fascio piramidale (vi sono anche fibre ascendenti talamo-corticali e discendenti cortico-rubre), mentre nella sua metà posteriore è costituito dalla radiazione sensitiva (radiazione talamica superiore) che dal nucleo ventrale posteriore del talamo si porta all'area sensitiva primaria della circonvoluzione parietale ascendente. In Figura si riconosce il segmento retrolenticolare della capsula interna costituito dalle fibre del peduncolo posteriore del talamo

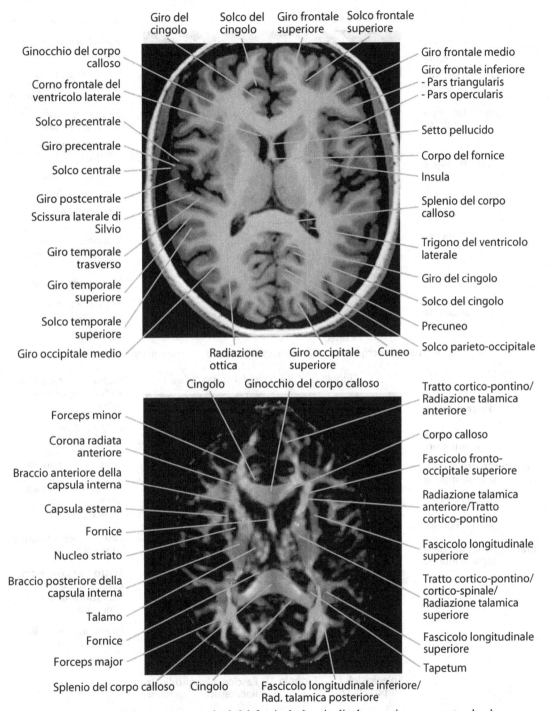

Giro del cingolo · Solco del cingolo · Giro frontale superiore · Solco frontale superiore

Ginocchio del corpo calloso

Corno frontale del ventricolo laterale

Solco precentrale

Giro precentrale

Solco centrale

Giro postcentrale

Scissura laterale di Silvio

Giro temporale trasverso

Giro temporale superiore

Solco temporale superiore

Giro occipitale medio

Giro frontale medio

Giro frontale inferiore
- Pars triangularis
- Pars opercularis

Setto pellucido

Corpo del fornice

Insula

Splenio del corpo calloso

Trigono del ventricolo laterale

Giro del cingolo

Solco del cingolo

Precuneo

Solco parieto-occipitale

Radiazione ottica · Giro occipitale superiore · Cuneo

Cingolo · Ginocchio del corpo calloso

Forceps minor

Corona radiata anteriore

Braccio anteriore della capsula interna

Capsula esterna

Fornice

Nucleo striato

Braccio posteriore della capsula interna

Talamo

Fornice

Forceps major

Tratto cortico-pontino/ Radiazione talamica anteriore

Corpo calloso

Fascicolo fronto-occipitale superiore

Radiazione talamica anteriore/Tratto cortico-pontino

Fascicolo longitudinale superiore

Tratto cortico-pontino/ cortico-spinale/ Radiazione talamica superiore

Fascicolo longitudinale superiore

Tapetum

Splenio del corpo calloso · Cingolo · Fascicolo longitudinale inferiore/ Rad. talamica posteriore

**Fig. 1.10** In questa sezione si riconoscono porzioni del fascicolo longitudinale superiore o arcuato che decorre superficialmente descrivendo un arco aperto in avanti che dalla circonvoluzione frontale inferiore, passando per la capsula esterna, si porta alla regione parieto-temporale. È inoltre visibile il fascio fronto-occipitale superiore che decorre in profondità costeggiando il corno frontale e la cella media del ventricolo laterale a sede sub-callosale. Dal lobo frontale giunge a sede temporo-occipitale dopo essersi aperto a ventaglio a costituire il *tapetum* che riveste l'atrio e il corno occipitale del ventricolo laterale in profondità rispetto alla radiazione ottica

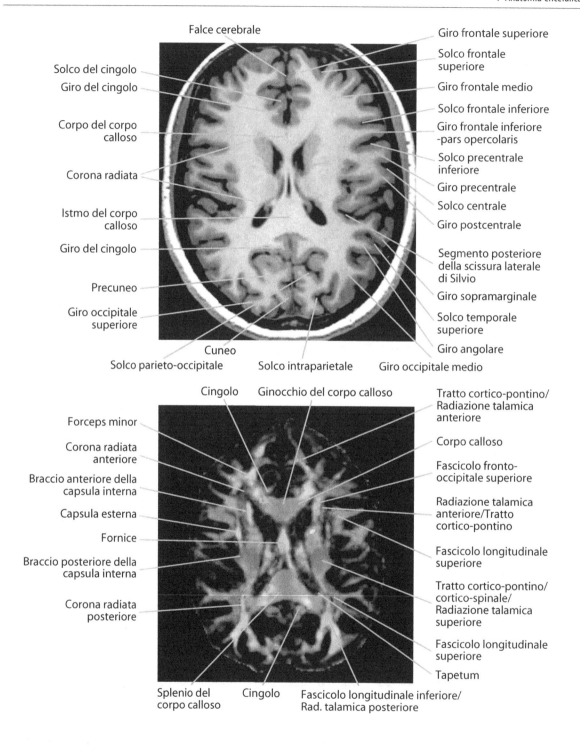

Falce cerebrale

Giro frontale superiore

Solco del cingolo

Giro del cingolo

Corpo del corpo calloso

Corona radiata

Istmo del corpo calloso

Giro del cingolo

Precuneo

Giro occipitale superiore

Cuneo

Solco parieto-occipitale

Solco intraparietale

Giro frontale superiore

Solco frontale superiore

Giro frontale medio

Solco frontale inferiore

Giro frontale inferiore -pars opercolaris

Solco precentrale inferiore

Giro precentrale

Solco centrale

Giro postcentrale

Segmento posteriore della scissura laterale di Silvio

Giro sopramarginale

Solco temporale superiore

Giro angolare

Giro occipitale medio

Cingolo

Ginocchio del corpo calloso

Forceps minor

Corona radiata anteriore

Braccio anteriore della capsula interna

Capsula esterna

Fornice

Braccio posteriore della capsula interna

Corona radiata posteriore

Splenio del corpo calloso

Cingolo

Fascicolo longitudinale inferiore/ Rad. talamica posteriore

Tratto cortico-pontino/ Radiazione talamica anteriore

Corpo calloso

Fascicolo fronto-occipitale superiore

Radiazione talamica anteriore/Tratto cortico-pontino

Fascicolo longitudinale superiore

Tratto cortico-pontino/ cortico-spinale/ Radiazione talamica superiore

Fascicolo longitudinale superiore

Tapetum

**Fig. 1.11** Sezione assiale passante per il ginocchio e lo splenio del corpo calloso. Il corpo calloso è il più voluminoso fascio di fibre commessurali dell'encefalo, e risulta in gran parte rappresentato in rosso nelle immagini acquisite con la tecnica del tensore di diffusione in virtù del decorso prevalentemente trasversale delle fibre che lo compongono

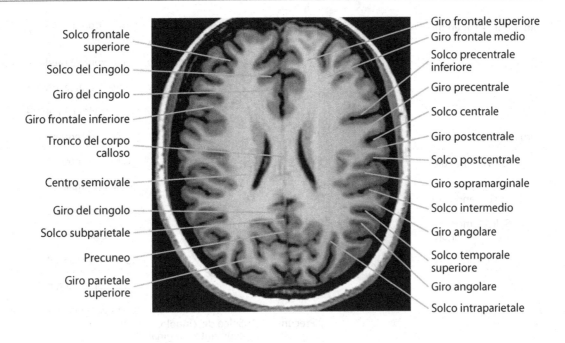

Solco frontale superiore
Solco del cingolo
Giro del cingolo
Giro frontale inferiore
Tronco del corpo calloso
Centro semiovale
Giro del cingolo
Solco subparietale
Precuneo
Giro parietale superiore

Giro frontale superiore
Giro frontale medio
Solco precentrale inferiore
Giro precentrale
Solco centrale
Giro postcentrale
Solco postcentrale
Giro sopramarginale
Solco intermedio
Giro angolare
Solco temporale superiore
Giro angolare
Solco intraparietale

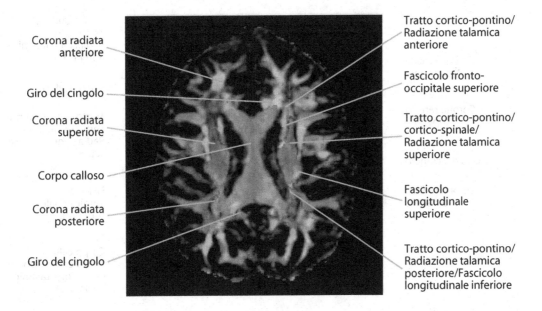

Corona radiata anteriore
Giro del cingolo
Corona radiata superiore
Corpo calloso
Corona radiata posteriore
Giro del cingolo

Tratto cortico-pontino/ Radiazione talamica anteriore
Fascicolo fronto-occipitale superiore
Tratto cortico-pontino/ cortico-spinale/ Radiazione talamica superiore
Fascicolo longitudinale superiore
Tratto cortico-pontino/ Radiazione talamica posteriore/Fascicolo longitudinale inferiore

**Fig. 1.12** In questa sezione lateralmente al corpo del nucleo caudato è riconoscibile la corona radiata in cui si distinguono tre segmenti. Un segmento anteriore (prosecuzione del braccio anteriore della capsula interna) che include i fasci del peduncolo anteriore del talamo e il fascio cortico-pontino frontale di Arnold. Un segmento superiore o medio (prosecuzione del ginocchio e braccio posteriore della capsula interna) costituito dal fascio piramidale e dal peduncolo medio o superiore del talamo (radiazione sensitiva). Un segmento posteriore (prosecuzione del segmento retrolenticolare della capsula interna) costituito dal peduncolo posteriore del talamo (radiazione ottica)

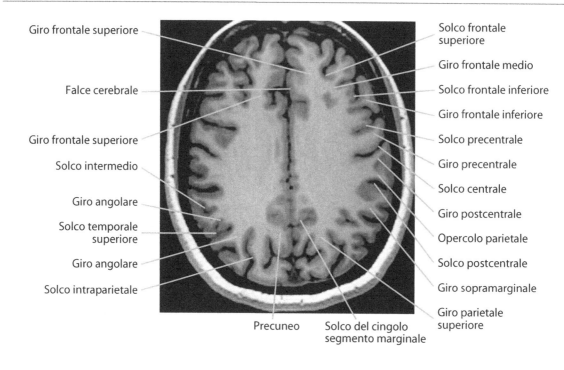

Giro frontale superiore — Solco frontale superiore

Falce cerebrale — Giro frontale medio

Giro frontale superiore — Solco frontale inferiore

Solco intermedio — Giro frontale inferiore

Giro angolare — Solco precentrale

Solco temporale superiore — Giro precentrale

Giro angolare — Solco centrale

Solco intraparietale — Giro postcentrale

Opercolo parietale

Solco postcentrale

Giro sopramarginale

Giro parietale superiore

Precuneo          Solco del cingolo segmento marginale

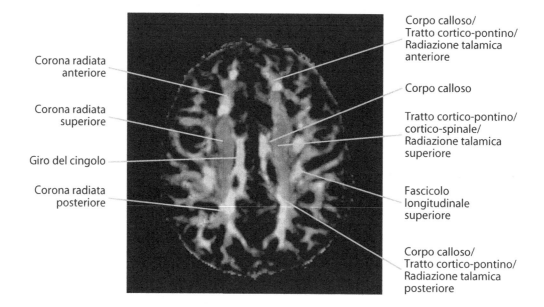

Corona radiata anteriore — Corpo calloso/ Tratto cortico-pontino/ Radiazione talamica anteriore

Corona radiata superiore — Corpo calloso

Giro del cingolo — Tratto cortico-pontino/ cortico-spinale/ Radiazione talamica superiore

Corona radiata posteriore — Fascicolo longitudinale superiore

Corpo calloso/ Tratto cortico-pontino/ Radiazione talamica posteriore

**Fig. 1.13** La sostanza bianca profonda fronto-parietale al di sopra della cella media si organizza a formare il centro semiovale, che accoglie numerose fibre ad andamento prevalentemente verticale

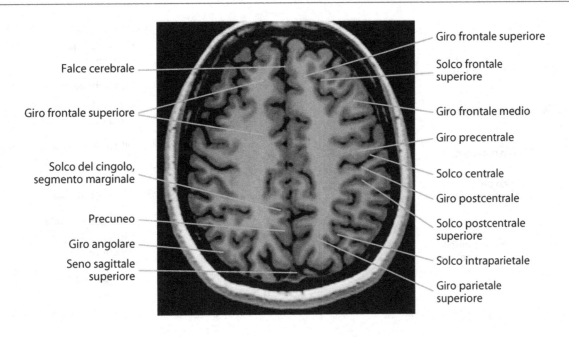

Falce cerebrale

Giro frontale superiore

Solco del cingolo, segmento marginale

Precuneo

Giro angolare

Seno sagittale superiore

Giro frontale superiore

Solco frontale superiore

Giro frontale medio

Giro precentrale

Solco centrale

Giro postcentrale

Solco postcentrale superiore

Solco intraparietale

Giro parietale superiore

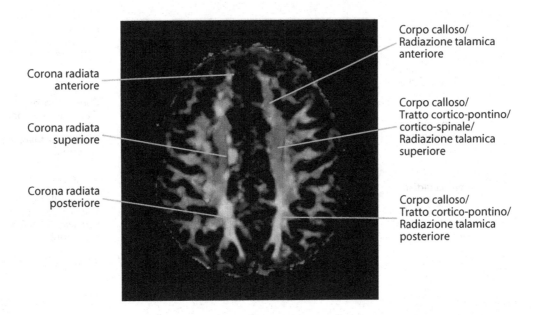

Corona radiata anteriore

Corona radiata superiore

Corona radiata posteriore

Corpo calloso/ Radiazione talamica anteriore

Corpo calloso/ Tratto cortico-pontino/ cortico-spinale/ Radiazione talamica superiore

Corpo calloso/ Tratto cortico-pontino/ Radiazione talamica posteriore

**Fig. 1.14** La superficie laterale di ogni emisfero cerebrale è percorsa dal solco centrale, o rolandico, che decorre dall'avanti verso l'indietro, dal basso verso l'alto, e separa il lobo frontale dal lobo parietale. In questa sezione è possibile identificare il solco intraparietale che decorrendo longitudinalmente sulla superficie laterale del lobo parietale identifica il giro parietale superiore e inferiore

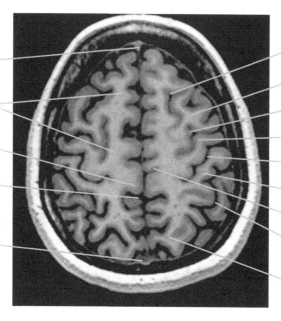

Seno sagittale superiore

Giro frontale superiore

Lobulo paracentrale

Solco del cingolo, segmento marginale

Seno sagittale superiore

Solco frontale superiore

Giro frontale medio

Solco precentrale superiore

Giro precentrale

Solco centrale

Giro postcentrale

Solco paracentrale

Solco postcentrale superiore

Giro parietale superiore

Corona radiata anteriore

Corona radiata superiore

Corona radiata posteriore

Corpo calloso/ Radiazione talamica anteriore

Corpo calloso/ Tratto cortico-pontino/ cortico-spinale/ Radiazione talamica superiore

Corpo calloso/ Tratto cortico-pontino/ Radiazione talamica posteriore

**Fig. 1.15** Delimitata posteriormente dal solco centrale e anteriormente dal solco precentrale, è identificabile anche per la caratteristica "protuberanza" del profilo, il giro precentrale, ove si localizzano i neuroni dell'area motrice primaria, organizzati secondo un preciso ordine somatotopico

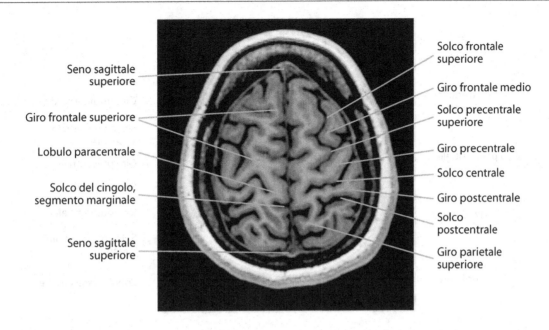

Seno sagittale superiore

Giro frontale superiore

Lobulo paracentrale

Solco del cingolo, segmento marginale

Seno sagittale superiore

Solco frontale superiore

Giro frontale medio

Solco precentrale superiore

Giro precentrale

Solco centrale

Giro postcentrale

Solco postcentrale

Giro parietale superiore

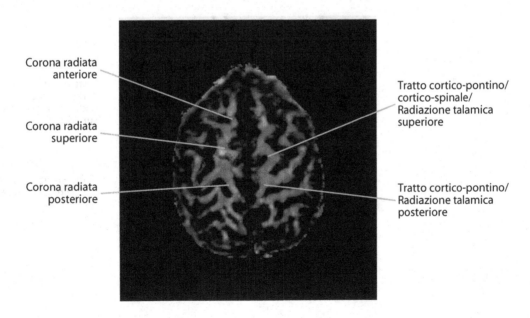

Corona radiata anteriore

Corona radiata superiore

Corona radiata posteriore

Tratto cortico-pontino/ cortico-spinale/ Radiazione talamica superiore

Tratto cortico-pontino/ Radiazione talamica posteriore

**Fig. 1.16** Il giro postcentrale si trova fra il solco centrale e il solco postcentrale e rappresenta l'area somatosensitiva primaria, ovvero l'area corticale raggiunta per prima dalle afferenze periferiche di tipo sensitivo tattile, propriocettivo, e in parte anche di tipo dolorifico e termico

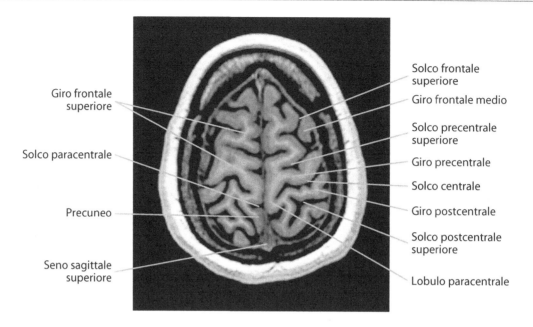

Giro frontale superiore

Solco paracentrale

Precuneo

Seno sagittale superiore

Solco frontale superiore

Giro frontale medio

Solco precentrale superiore

Giro precentrale

Solco centrale

Giro postcentrale

Solco postcentrale superiore

Lobulo paracentrale

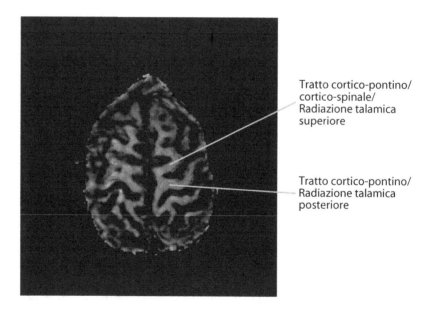

Tratto cortico-pontino/ cortico-spinale/ Radiazione talamica superiore

Tratto cortico-pontino/ Radiazione talamica posteriore

**Fig. 1.17** A livello del vertice del lobo frontale sulla sua superficie mesiale si riconosce il lobulo paracentrale che è posto a cavallo del solco centrale e sede delle aree sensitivo motorie primarie per l'arto inferiore

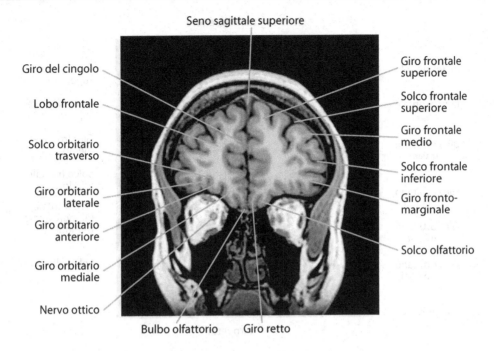

Seno sagittale superiore

Giro del cingolo

Lobo frontale

Solco orbitario trasverso

Giro orbitario laterale

Giro orbitario anteriore

Giro orbitario mediale

Nervo ottico

Bulbo olfattorio     Giro retto

Giro frontale superiore

Solco frontale superiore

Giro frontale medio

Solco frontale inferiore

Giro fronto-marginale

Solco olfattorio

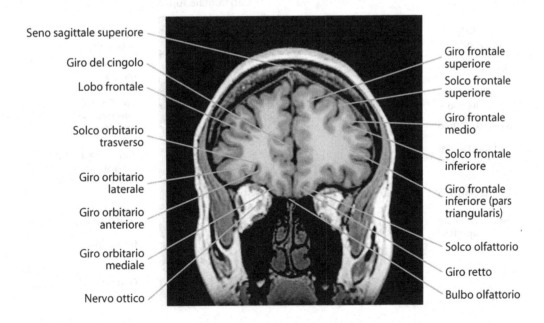

Seno sagittale superiore

Giro del cingolo

Lobo frontale

Solco orbitario trasverso

Giro orbitario laterale

Giro orbitario anteriore

Giro orbitario mediale

Nervo ottico

Giro frontale superiore

Solco frontale superiore

Giro frontale medio

Solco frontale inferiore

Giro frontale inferiore (pars triangularis)

Solco olfattorio

Giro retto

Bulbo olfattorio

**Fig. 1.18** Sezioni coronali dell'encefalo. La faccia inferiore del lobo frontale è costituita dal giro retto medialmente e dai giri orbitari lateralmente. Alla base del giro retto, alloggiato nelle fossette olfattorie si trovano i bulbi olfattori cui afferiscono i filuzzi olfattori (I nervo cranico) che attraversano la lamina cribrosa dell'etmoide

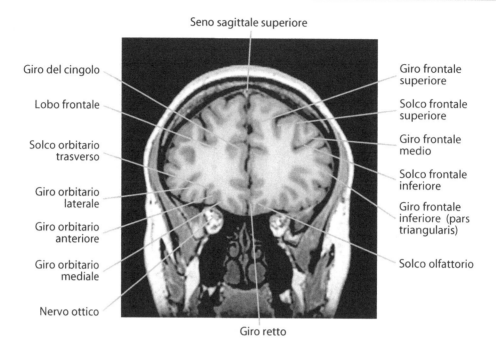

Seno sagittale superiore

Giro del cingolo

Lobo frontale

Solco orbitario
trasverso

Giro orbitario
laterale

Giro orbitario
anteriore

Giro orbitario
mediale

Nervo ottico

Giro retto

Giro frontale
superiore

Solco frontale
superiore

Giro frontale
medio

Solco frontale
inferiore

Giro frontale
inferiore (pars
triangularis)

Solco olfattorio

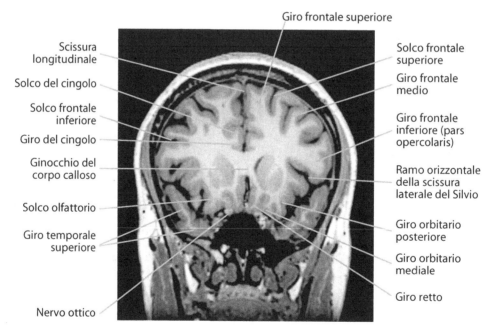

Giro frontale superiore

Scissura
longitudinale

Solco del cingolo

Solco frontale
inferiore

Giro del cingolo

Ginocchio del
corpo calloso

Solco olfattorio

Giro temporale
superiore

Nervo ottico

Solco frontale
superiore

Giro frontale
medio

Giro frontale
inferiore (pars
opercolaris)

Ramo orizzontale
della scissura
laterale del Silvio

Giro orbitario
posteriore

Giro orbitario
mediale

Giro retto

**Fig. 1.19** Le scansioni coronali condotte a livello del lobo frontale permettono di visualizzare, preso d'infilata, il solco frontale superiore e inferiore che separano la circonvoluzione frontale superiore, media e inferiore che decorrono longitudinalmente

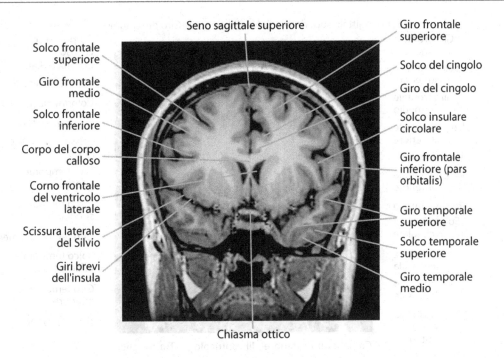

Seno sagittale superiore

Solco frontale superiore

Giro frontale medio

Solco frontale inferiore

Corpo del corpo calloso

Corno frontale del ventricolo laterale

Scissura laterale del Silvio

Giri brevi dell'insula

Giro frontale superiore

Solco del cingolo

Giro del cingolo

Solco insulare circolare

Giro frontale inferiore (pars orbitalis)

Giro temporale superiore

Solco temporale superiore

Giro temporale medio

Chiasma ottico

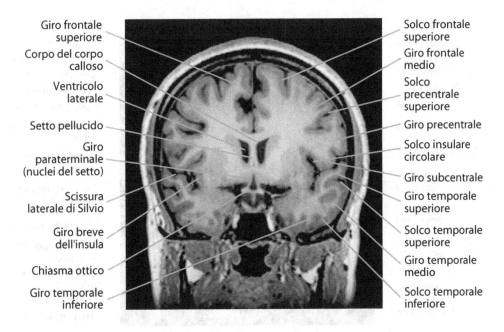

Giro frontale superiore

Corpo del corpo calloso

Ventricolo laterale

Setto pellucido

Giro paraterminale (nuclei del setto)

Scissura laterale di Silvio

Giro breve dell'insula

Chiasma ottico

Giro temporale inferiore

Solco frontale superiore

Giro frontale medio

Solco precentrale superiore

Giro precentrale

Solco insulare circolare

Giro subcentrale

Giro temporale superiore

Solco temporale superiore

Giro temporale medio

Solco temporale inferiore

**Fig. 1.20** La scissura laterale di Silvio separa il lobo frontale dal lobo temporale e accoglie al suo interno i tratti M1, M2 e M3 dell'arteria cerebrale media

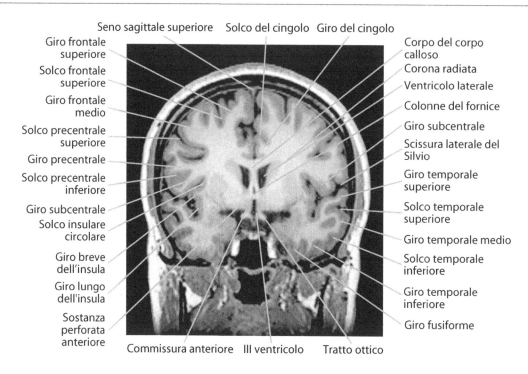

Seno sagittale superiore   Solco del cingolo   Giro del cingolo

Giro frontale superiore
Solco frontale superiore
Giro frontale medio
Solco precentrale superiore
Giro precentrale
Solco precentrale inferiore
Giro subcentrale
Solco insulare circolare
Giro breve dell'insula
Giro lungo dell'insula
Sostanza perforata anteriore

Corpo del corpo calloso
Corona radiata
Ventricolo laterale
Colonne del fornice
Giro subcentrale
Scissura laterale del Silvio
Giro temporale superiore
Solco temporale superiore
Giro temporale medio
Solco temporale inferiore
Giro temporale inferiore
Giro fusiforme

Commissura anteriore   III ventricolo   Tratto ottico

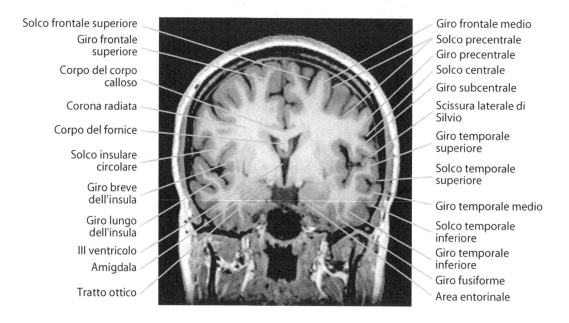

Solco frontale superiore
Giro frontale superiore
Corpo del corpo calloso
Corona radiata
Corpo del fornice
Solco insulare circolare
Giro breve dell'insula
Giro lungo dell'insula
III ventricolo
Amigdala
Tratto ottico

Giro frontale medio
Solco precentrale
Giro precentrale
Solco centrale
Giro subcentrale
Scissura laterale di Silvio
Giro temporale superiore
Solco temporale superiore
Giro temporale medio
Solco temporale inferiore
Giro temporale inferiore
Giro fusiforme
Area entorinale

**Fig. 1.21** Le scansioni coronali condotte a livello del lobo temporale permettono di riconoscere le circonvoluzioni temporali, che sulla superficie laterale del lobo sono il giro temporale superiore, il giro temporale medio e il giro temporale inferiore. Il giro fusiforme e paraippocampale sono circonvoluzioni temporali della faccia inferiore

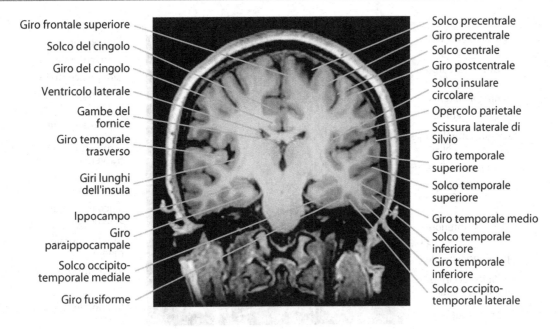

Giro frontale superiore
Solco del cingolo
Giro del cingolo
Ventricolo laterale
Gambe del fornice
Giro temporale trasverso
Giri lunghi dell'insula
Ippocampo
Giro paraippocampale
Solco occipito-temporale mediale
Giro fusiforme

Solco precentrale
Giro precentrale
Solco centrale
Giro postcentrale
Solco insulare circolare
Opercolo parietale
Scissura laterale di Silvio
Giro temporale superiore
Solco temporale superiore
Giro temporale medio
Solco temporale inferiore
Giro temporale inferiore
Solco occipito-temporale laterale

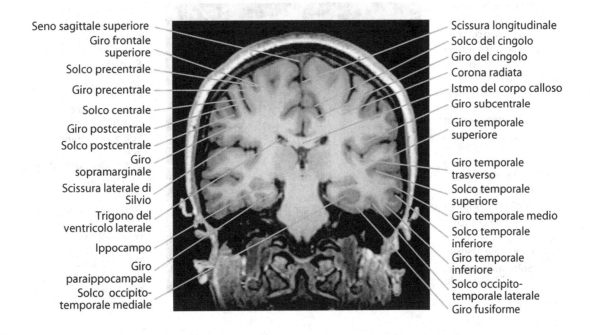

Seno sagittale superiore
Giro frontale superiore
Solco precentrale
Giro precentrale
Solco centrale
Giro postcentrale
Solco postcentrale
Giro sopramarginale
Scissura laterale di Silvio
Trigono del ventricolo laterale
Ippocampo
Giro paraippocampale
Solco occipito-temporale mediale

Scissura longitudinale
Solco del cingolo
Giro del cingolo
Corona radiata
Istmo del corpo calloso
Giro subcentrale
Giro temporale superiore
Giro temporale trasverso
Solco temporale superiore
Giro temporale medio
Solco temporale inferiore
Giro temporale inferiore
Solco occipito-temporale laterale
Giro fusiforme

**Fig. 1.22** In sezione coronale, nella profondità della fessura trasversa dell'encefalo si rileva il solco ippocampale, intorno al quale si riconosce il corno d'Ammone, facente parte della porzione ventrale del lobo limbico

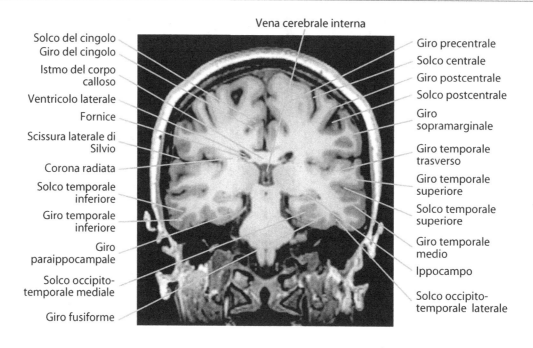

Vena cerebrale interna

Solco del cingolo
Giro del cingolo
Istmo del corpo calloso
Ventricolo laterale
Fornice
Scissura laterale di Silvio
Corona radiata
Solco temporale inferiore
Giro temporale inferiore
Giro paraippocampale
Solco occipito-temporale mediale
Giro fusiforme

Giro precentrale
Solco centrale
Giro postcentrale
Solco postcentrale
Giro sopramarginale
Giro temporale trasverso
Giro temporale superiore
Solco temporale superiore
Giro temporale medio
Ippocampo
Solco occipito-temporale laterale

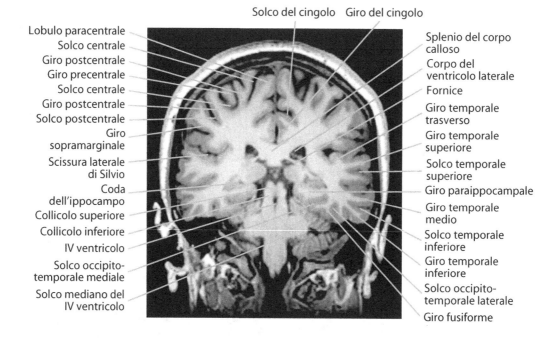

Solco del cingolo    Giro del cingolo

Lobulo paracentrale
Solco centrale
Giro postcentrale
Giro precentrale
Solco centrale
Giro postcentrale
Solco postcentrale
Giro sopramarginale
Scissura laterale di Silvio
Coda dell'ippocampo
Collicolo superiore
Collicolo inferiore
IV ventricolo
Solco occipito-temporale mediale
Solco mediano del IV ventricolo

Splenio del corpo calloso
Corpo del ventricolo laterale
Fornice
Giro temporale trasverso
Giro temporale superiore
Solco temporale superiore
Giro paraippocampale
Giro temporale medio
Solco temporale inferiore
Giro temporale inferiore
Solco occipito-temporale laterale
Giro fusiforme

**Fig. 1.23** Nella profondità della scissura laterale di Silvio è riconoscibile il giro temporale trasverso di Henschl, sede dell'area acustica

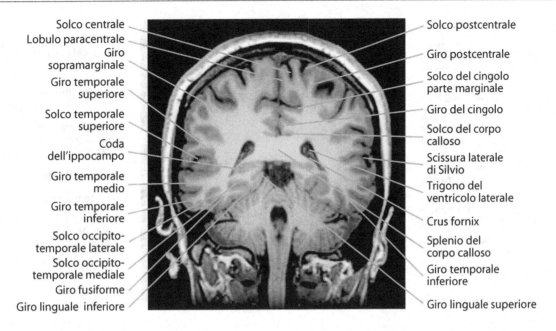

Solco centrale
Lobulo paracentrale
Giro sopramarginale
Giro temporale superiore
Solco temporale superiore
Coda dell'ippocampo
Giro temporale medio
Giro temporale inferiore
Solco occipito-temporale laterale
Solco occipito-temporale mediale
Giro fusiforme
Giro linguale inferiore

Solco postcentrale
Giro postcentrale
Solco del cingolo parte marginale
Giro del cingolo
Solco del corpo calloso
Scissura laterale di Silvio
Trigono del ventricolo laterale
Crus fornix
Splenio del corpo calloso
Giro temporale inferiore
Giro linguale superiore

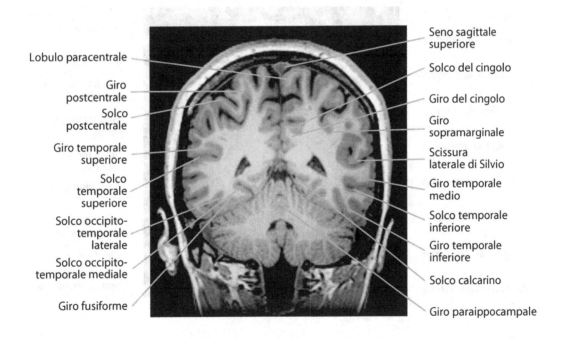

Lobulo paracentrale
Giro postcentrale
Solco postcentrale
Giro temporale superiore
Solco temporale superiore
Solco occipito-temporale laterale
Solco occipito-temporale mediale
Giro fusiforme

Seno sagittale superiore
Solco del cingolo
Giro del cingolo
Giro sopramarginale
Scissura laterale di Silvio
Giro temporale medio
Solco temporale inferiore
Giro temporale inferiore
Solco calcarino
Giro paraippocampale

**Fig. 1.24** Sezioni coronali passanti per lo splenio del corpo calloso. Al di sopra di tale sistema commissurale telencefalico, compreso tra il solco del corpo calloso e il solco del cingolo o marginale è identificabile il giro del cingolo, appartenente al sistema limbico dorsale

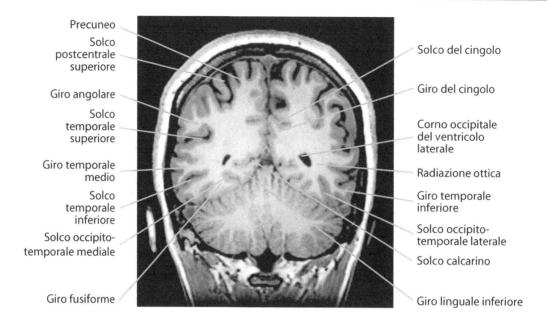

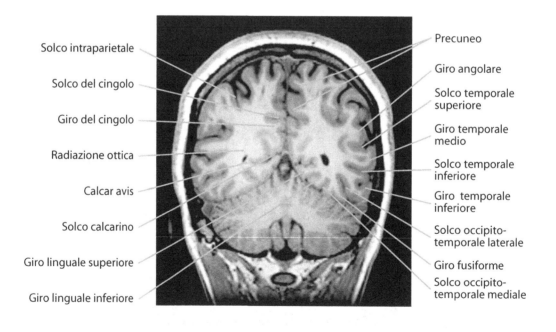

**Fig. 1.25** Le sezioni coronali passanti per il lobo parietale consentono il riconoscimento del solco intraparietale, preso di infilata che distingue la circonvoluzione parietale superiore dall'inferiore, sede di aree sensoriali associative

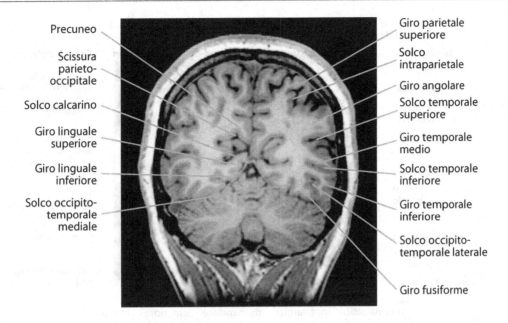

Precuneo

Scissura parieto-occipitale

Solco calcarino

Giro linguale superiore

Giro linguale inferiore

Solco occipito-temporale mediale

Giro parietale superiore

Solco intraparietale

Giro angolare

Solco temporale superiore

Giro temporale medio

Solco temporale inferiore

Giro temporale inferiore

Solco occipito-temporale laterale

Giro fusiforme

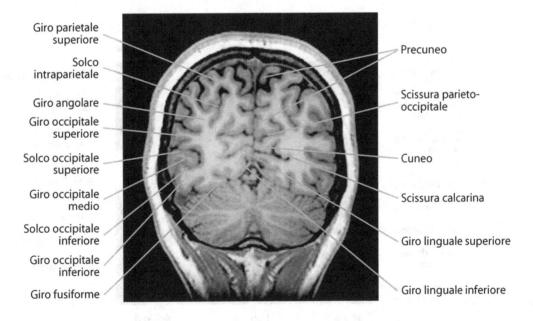

Giro parietale superiore

Solco intraparietale

Giro angolare

Giro occipitale superiore

Solco occipitale superiore

Giro occipitale medio

Solco occipitale inferiore

Giro occipitale inferiore

Giro fusiforme

Precuneo

Scissura parieto-occipitale

Cuneo

Scissura calcarina

Giro linguale superiore

Giro linguale inferiore

**Fig. 1.26** Sulla superficie mesiale, il lobo parietale è rappresentato da un'area quadrangolare detta precuneo posta tra la prosecuzione mesiale del giro post centrale e il solco parieto occipitale. La scansione coronale condotta a livello del lobo occipitale permette di visualizzare la scissura calcarina presa d'infilata

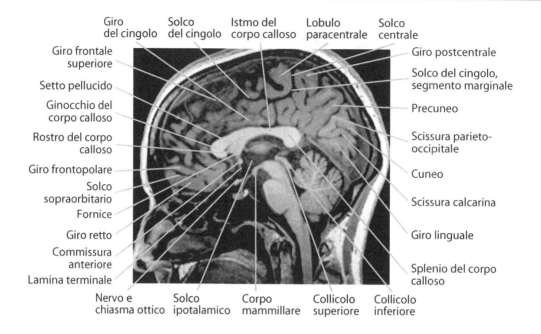

Giro del cingolo
Solco del cingolo
Istmo del corpo calloso
Lobulo paracentrale
Solco centrale

Giro frontale superiore
Setto pellucido
Ginocchio del corpo calloso
Rostro del corpo calloso
Giro frontopolare
Solco sopraorbitario
Fornice
Giro retto
Commissura anteriore
Lamina terminale

Giro postcentrale
Solco del cingolo, segmento marginale
Precuneo
Scissura parieto-occipitale
Cuneo
Scissura calcarina
Giro linguale
Splenio del corpo calloso

Nervo e chiasma ottico
Solco ipotalamico
Corpo mammillare
Collicolo superiore
Collicolo inferiore

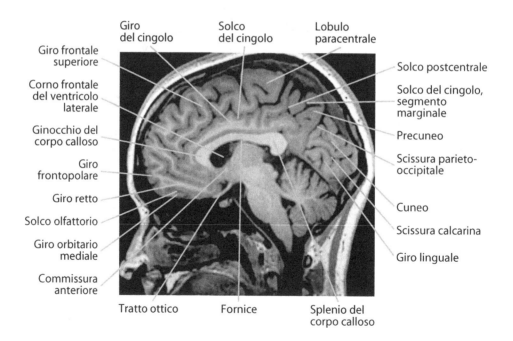

Giro del cingolo
Solco del cingolo
Lobulo paracentrale

Giro frontale superiore
Corno frontale del ventricolo laterale
Ginocchio del corpo calloso
Giro frontopolare
Giro retto
Solco olfattorio
Giro orbitario mediale
Commissura anteriore

Solco postcentrale
Solco del cingolo, segmento marginale
Precuneo
Scissura parieto-occipitale
Cuneo
Scissura calcarina
Giro linguale

Tratto ottico
Fornice
Splenio del corpo calloso

**Fig. 1.27** La sezione longitudinale passante per la linea mediana permette di apprezzare la superficie mesiale dell'emisfero cerebrale, il corpo calloso nella sua interezza, le strutture diencefaliche costituenti il pavimento del III ventricolo e il tronco encefalico

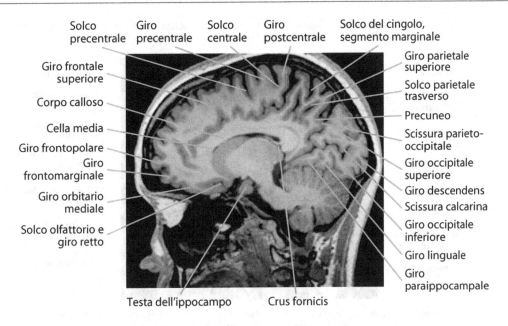

Solco precentrale · Giro precentrale · Solco centrale · Giro postcentrale · Solco del cingolo, segmento marginale · Giro frontale superiore · Corpo calloso · Cella media · Giro frontopolare · Giro frontomarginale · Giro orbitario mediale · Solco olfattorio e giro retto · Giro parietale superiore · Solco parietale trasverso · Precuneo · Scissura parieto-occipitale · Giro occipitale superiore · Giro descendens · Scissura calcarina · Giro occipitale inferiore · Giro linguale · Giro paraippocampale · Testa dell'ippocampo · Crus fornicis

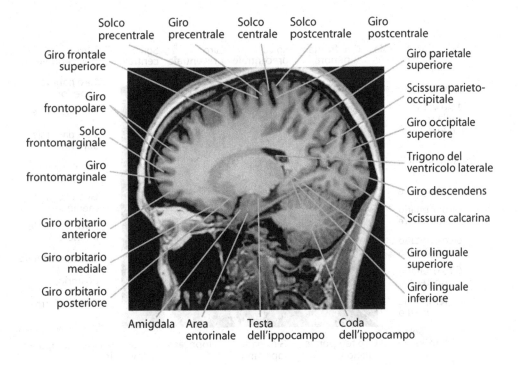

Solco precentrale · Giro precentrale · Solco centrale · Solco postcentrale · Giro postcentrale · Giro frontale superiore · Giro frontopolare · Solco frontomarginale · Giro frontomarginale · Giro orbitario anteriore · Giro orbitario mediale · Giro orbitario posteriore · Giro parietale superiore · Scissura parieto-occipitale · Giro occipitale superiore · Trigono del ventricolo laterale · Giro descendens · Scissura calcarina · Giro linguale superiore · Giro linguale inferiore · Amigdala · Area entorinale · Testa dell'ippocampo · Coda dell'ippocampo

**Fig. 1.28** Sezioni parasagittali. Sono visualizzabili la scissura parieto-occipitale, che decorre dall'avanti verso l'indietro, dal basso verso l'alto e che separa il lobo occipitale dal lobo parietale. La scissura calcarina che percorre la superficie mesiale del lobo occipitale e sulle cui labbra si dispone la corteccia visiva primaria

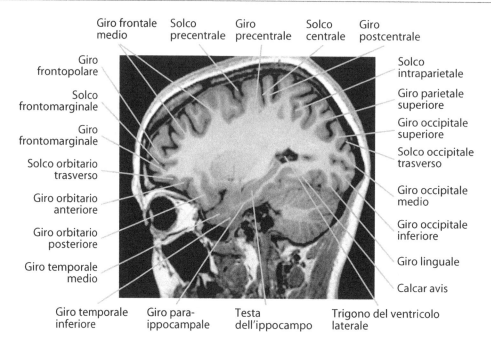

Giro frontale medio — Solco precentrale — Giro precentrale — Solco centrale — Giro postcentrale

Giro frontopolare
Solco frontomarginale
Giro frontomarginale
Solco orbitario trasverso
Giro orbitario anteriore
Giro orbitario posteriore
Giro temporale medio

Solco intraparietale
Giro parietale superiore
Giro occipitale superiore
Solco occipitale trasverso
Giro occipitale medio
Giro occipitale inferiore
Giro linguale
Calcar avis

Giro temporale inferiore — Giro para-ippocampale — Testa dell'ippocampo — Trigono del ventricolo laterale

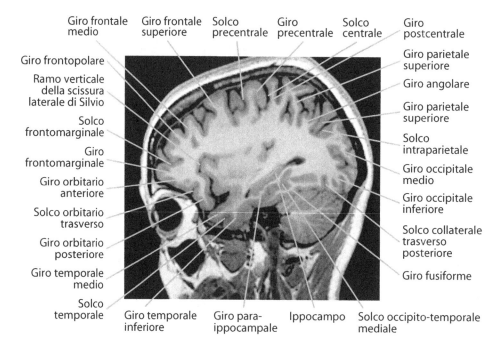

Giro frontale medio — Giro frontale superiore — Solco precentrale — Giro precentrale — Solco centrale — Giro postcentrale

Giro frontopolare
Ramo verticale della scissura laterale di Silvio
Solco frontomarginale
Giro frontomarginale
Giro orbitario anteriore
Solco orbitario trasverso
Giro orbitario posteriore
Giro temporale medio
Solco temporale

Giro parietale superiore
Giro angolare
Giro parietale superiore
Solco intraparietale
Giro occipitale medio
Giro occipitale inferiore
Solco collaterale trasverso posteriore
Giro fusiforme

Giro temporale inferiore — Giro para-ippocampale — Ippocampo — Solco occipito-temporale mediale

**Fig. 1.29** L'ippocampo e il giro paraippocampale formano la porzione mesiale del lobo temporale, fanno parte del lobo limbico e delimitano medialmente il corno temporale del ventricolo laterale

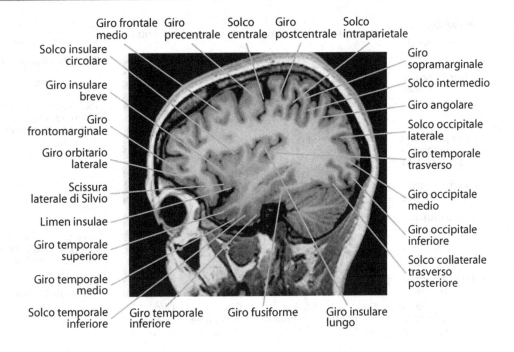

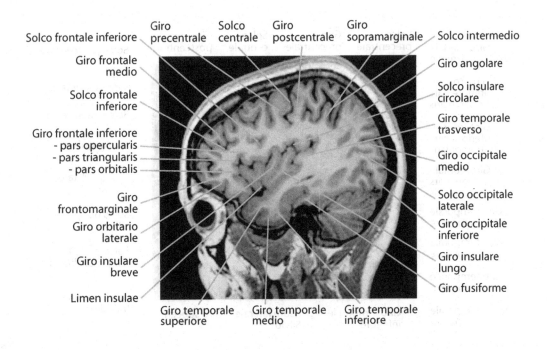

**Fig. 1.30** L'insula si trova nella profondità della scissura silviana ed è formata da giri brevi anteriormente e da giri lunghi posteriormente

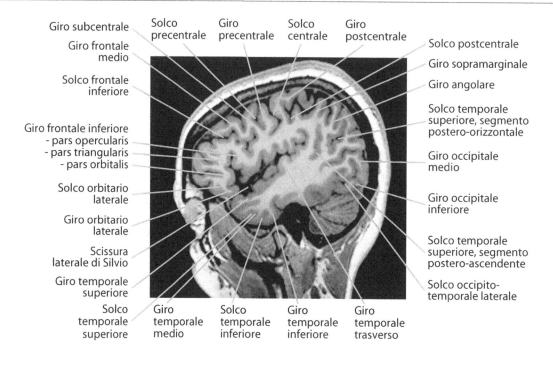

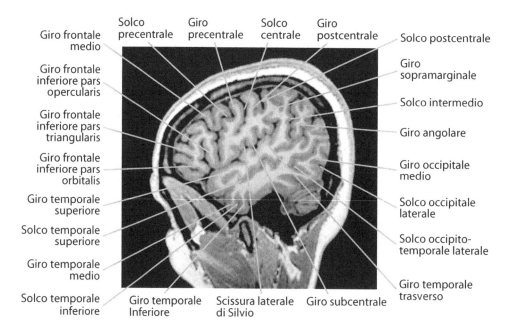

Fig. 1.31 Il giro frontale inferiore, in corrispondenza dell'opercolo frontale si organizza dall'avanti verso l'indietro nella *pars orbitalis*, *triangolaris* e *opercularis*, che insieme formano l'area di Broca. Essa nell'emisfero dominante rappresenta l'area deputata alla funzione del linguaggio

I nuclei della base, così denominati perché situati nella parte basale dell'emisfero cerebrale, sono costituiti dal corpo striato (nucleo caudato e *putamen*), dal claustro e dall'amigdala, di pertinenza telencefalica, e dal globo pallido e dal talamo di pertinenza diencefalica.

Il corpo striato o nucleo striato è costituito dal nucleo caudato e dal *putamen*, che sono in continuità tra loro per mezzo di ponti di sostanza grigia che si estendono attraverso le fibre della capsula interna (strie midollari). Lo striato rappresenta un centro di fondamentale importanza nel sistema extrapiramidale, ricevendo impulsi da numerose aree della corteccia cerebrale (in particolare dalle aree motorie frontali).

Fa parte delle vie extrapiramidali come la via cortico-strio-pallido-rubro-reticolo-spinale, che regola i movimenti volontari e il tono muscolare, i movimenti automatici e semiautomatici associati ai movimenti volontari e mimici.

Il nucleo caudato segue nel suo decorso il ventricolo laterale e ha la forma di una grossa virgola con una spessa estremità anteriore che si assottiglia posteriormente.

È costituito dall'avanti all'indietro da tre parti: la testa, situata davanti al talamo, il corpo, in corrispondenza della cella media del ventricolo laterale e la coda, che piega in basso e verso l'avanti quasi raggiungendo l'amigdala.

Il *putamen* è una spessa lamina di sostanza grigia localizzata lateralmente sia al nucleo caudato, sia al globo pallido, unitamente al quale forma il nucleo lenticolare.

Il claustro è una sottile lamina di sostanza grigia di 1-2 mm di spessore interposta tra il *putamen*, posto medialmente, e la corteccia del lobo dell'insula, posta lateralmente. Esso riceve e invia fibre nervose da vari distretti della corteccia cerebrale.

L'amigdala è un nucleo situato in corrispondenza dell'estremità anteriore della circonvoluzione dell'ippocampo e dell'*uncus*. Essa ha la forma di una piccola mandorla ed è posta al di sotto della corteccia cerebrale con cui è in continuità. L'amigdala è intercalata lungo la via olfattiva, infatti il suo sistema afferente è rappresentato dalla stria olfattiva.

Il globo pallido è un voluminoso nucleo di forma triangolare che rappresenta un nucleo motore diencefalico appartenente al sistema delle vie extrapiramidali. Esso è in rapporto lateralmente con il *putamen*, attraverso l'interposizione di una fine lamina di sostanza bianca, mentre con le due facce mediali è in rapporto con la capsula interna. Il globo pallido è in rapporto con la corteccia motoria secondaria direttamente e tramite fibre che giungono dal nucleo striato.

Il talamo è una struttura di forma ovoidale situata al lato del terzo ventricolo. Nel contesto del terzo medio e del terzo posteriore è riconoscibile uno strato di sostanza bianca denominato lamina midollare interna, che anteriormente si suddivide a Y delimitando in tal modo tre aree grigie maggiori: il nucleo laterale, mediale e anteriore. All'interno di tali aree sono stati individuati molteplici sottogruppi nucleari.

I nuclei anteriori del talamo sono rappresentati da uno principale e da due accessori. Essi risultano importanti nuclei di ritrasmissione di informazioni di tipo olfattivo, ricevendo afferenze dalla regione ippocampale e dal fornice, che ritrasmette alla corteccia della circonvoluzione del cingolo.

I nuclei laterali sono suddivisi in ventrali e dorsali. Tra i nuclei ventrali distinguiamo il nucleo ventrale anteriore, il ventrale laterale, i corpi genicolati laterale e mediale e il nucleo ventrale posteriore, che riceve afferenze dal lemnisco mediale e dai fasci spino-talamici anteriore e laterale. I nuclei dorsali sono rappresentati dall'avanti verso l'indietro dal nucleo dorso-laterale, il nucleo laterale posteriore e il *pulvinar*. Tra i nuclei mediali il più importante è il nucleo dorso-mediale.

La porzione caudale del talamo, denominata *pulvinar*, riceve informazioni sensitive di natura stereognosica, ottica e uditiva da altre regioni del talamo, che ritrasmette alle rispettive aree sensitive secondarie della corteccia cerebrale.

Il talamo rappresenta una importante stazione di relè per impulsi che provengono dai recettori cutanei, dagli organi interni, dalle vie visive e uditive, dall'ipotalamo, dal cervelletto e dalla formazione reticolare del tronco encefalico, i quali vengono trasmessi alla corteccia cerebrale. Il talamo costituisce inoltre una fondamentale sede di associazione tra stimoli periferici con le sensazioni emotive, e un centro di coordinazione tra stimoli emotivi e azioni motorie, in virtù dei suoi collegamenti diretti con la corteccia motoria. Infine, grazie alle afferenze provenienti dal sistema reticolare ascendente, il talamo contribuisce al mantenimento dello stato di attività della corteccia cerebrale.

# Nuclei della base

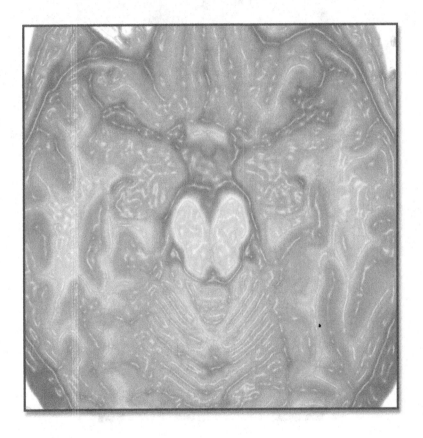

## 2

*Anatomia RM dell'encefalo.* Mirco Cosottini (a cura di)
© Springer-Verlag Italia 2012

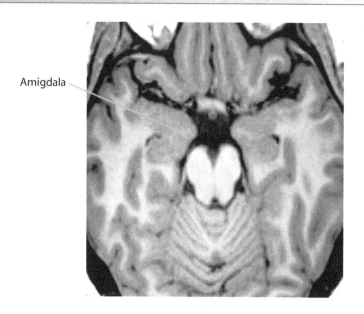

Amigdala

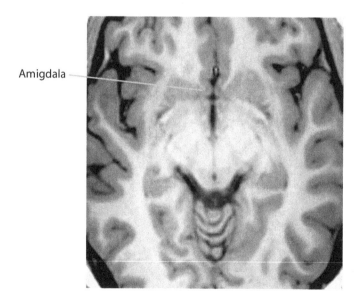

Amigdala

**Fig. 2.1** Scansioni assiali mirate sui nuclei della base e sul talamo. L'amigdala è un nucleo di sostanza grigia a forma di mandorla che si localizza in corrispondenza dell'*uncus*, e facente parte del sistema limbico

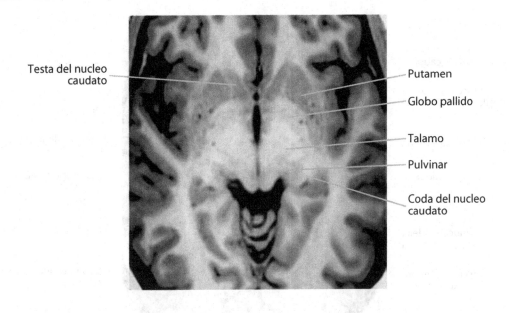

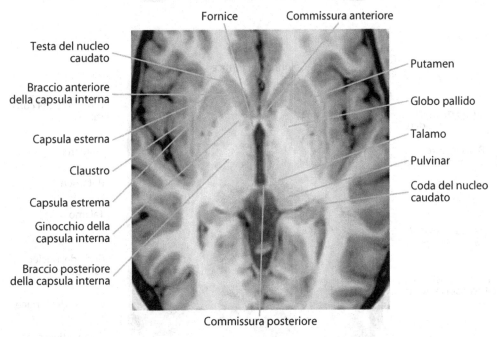

**Fig. 2.2** Sezione assiale passante per i nuclei della base. Sono ben distinti il globo pallido e il *putamen*, che costituiscono il nucleo lenticolare

Fornice

Testa del nucleo
caudato

Braccio anteriore
della capsula interna

Capsula esterna

Claustro

Capsula estrema

Ginocchio della
capsula interna

Braccio posteriore
della capsula interna

Ginocchio del corpo
calloso

Putamen

Globo pallido

Massa intermedia

Talamo

Pulvinar

Coda del nucleo
caudato

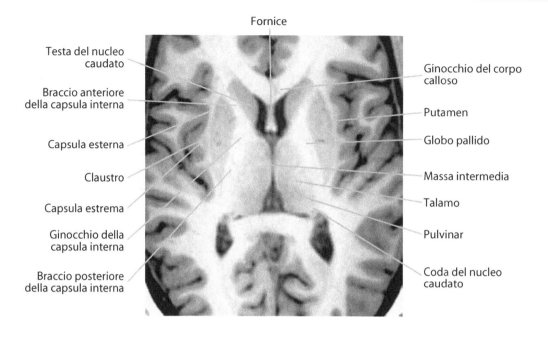

Colonne del fornice

Testa del nucleo
caudato

Braccio anteriore
della capsula interna

Ginocchio della
capsula interna

Braccio posteriore
della capsula interna

Ginocchio del corpo
calloso

Claustro

Putamen

Talamo

Coda del nucleo
caudato

Gambe del fornice

Splenio del corpo
calloso

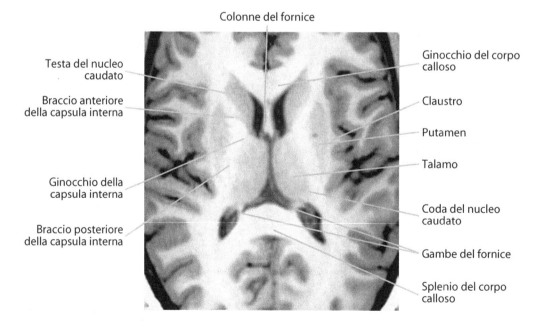

**Fig. 2.3** Sezione assiale dei nuclei della base e del talamo passante per il ginocchio e lo splenio del corpo calloso. La sostanza bianca della capsula interna consente di separare dal nucleo lenticolare, dalla testa del nucleo caudato e dal talamo. Il talamo, nonostante sia costituito dalla coalescenza di molteplici nuclei, appare come una grossa formazione ovoidale omogenea, che delimita le pareti laterali del terzo ventricolo

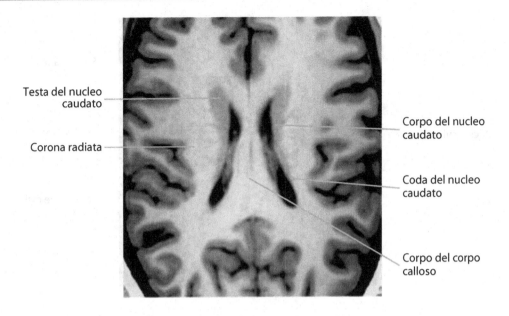

Testa del nucleo caudato

Corona radiata

Corpo del nucleo caudato

Coda del nucleo caudato

Corpo del corpo calloso

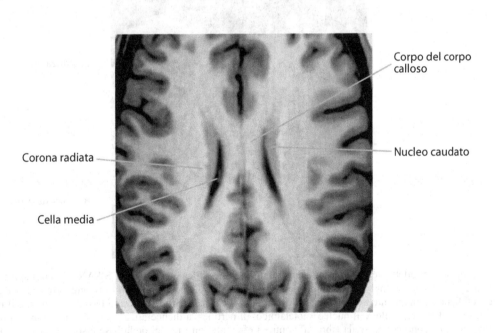

Corpo del corpo calloso

Corona radiata

Nucleo caudato

Cella media

**Fig. 2.4** Il nucleo caudato ha la forma di una grossa virgola a concavità rivolta in basso che con la sua porzione intermedia (corpo) decorre lateralmente alla cella media dei ventricoli laterali

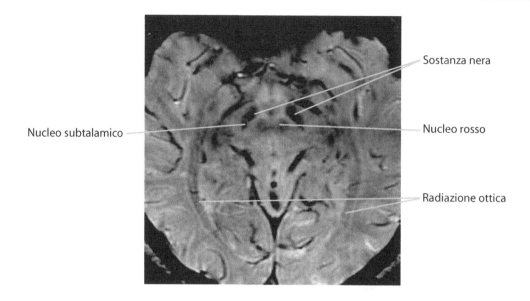

Sostanza nera

Nucleo subtalamico

Nucleo rosso

Radiazione ottica

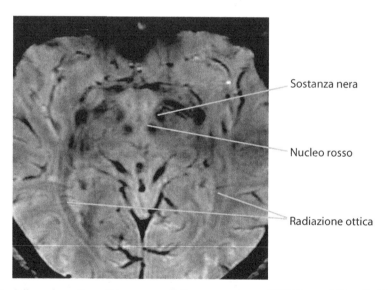

Sostanza nera

Nucleo rosso

Radiazione ottica

**Fig. 2.5** Le acquisizioni effettuate della regione diencefalo-mesencefalica con sequenze SWAN, sensibili agli effetti di suscettività magnetica e quindi nel visualizzare i depositi di ferro e calcio, permettono di riconoscere importanti strutture tronco encefaliche normalmente non visibili nelle sequenze T1 pesate. Si visualizzano la sostanza nera e il nucleo rosso, appartenenti al mesencefalo, e il nucleo subtalamico, di pertinenza diencefalica. Tali strutture fanno parte del sistema extrapiramidale, sono connesse da fibre afferenti ed efferenti con i nuclei della base e sono importanti nel controllo dei movimenti e della postura. Il nucleo rosso è localizzato nel mesencefalo, fra il rafe della calotta del mesencefalo e il lemnisco mediale. Esso rappresenta un importante centro di controllo della postura, del tono muscolare, della motilità volontaria e delle attività motorie ritmiche. La sostanza nera (del Soemmering) si estende trasversalmente dal solco del nervo oculomotore al solco laterale del mesencefalo, anteriormente al nucleo rosso. Essa rappresenta un'area del sistema extrapiramidale destinata al controllo della stabilizzazione dei movimenti volontari, assicurando il mantenimento del tono muscolare. Il nucleo subtalamico o corpo del Luys, è una piccola struttura ellittica posta al davanti della sostanza nera e dorsalmente al corpo mammillare prendendo parte al sistema extrapiramidale

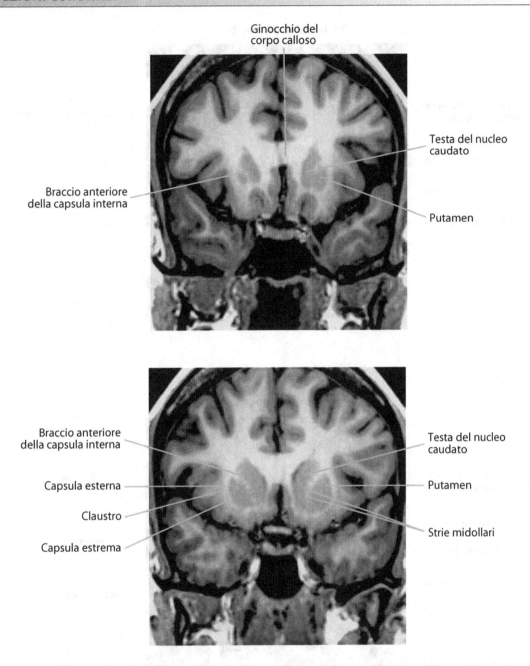

**Fig. 2.6** Sezione coronale anteriore del nucleo striato in cui sono visualizzabili le strie midollari che uniscono la testa del nucleo caudato al *putamen*, e dalle quali prende il nome l'insieme del caudato e del *putamen*

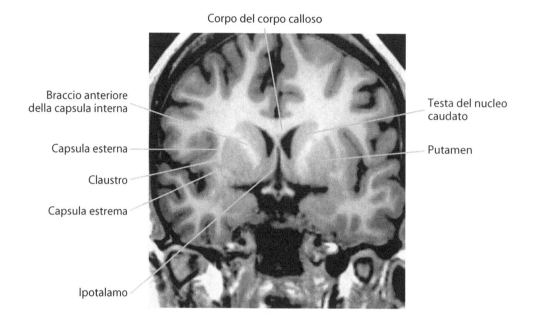

Corpo del corpo calloso

Braccio anteriore
della capsula interna

Testa del nucleo
caudato

Capsula esterna

Putamen

Claustro

Capsula estrema

Ipotalamo

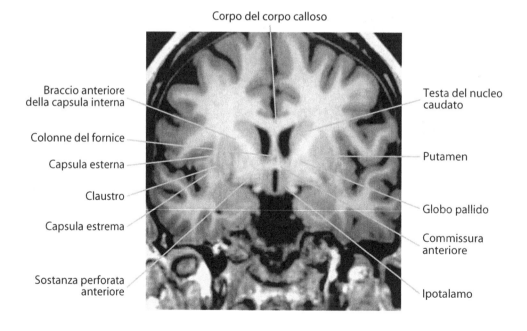

Corpo del corpo calloso

Braccio anteriore
della capsula interna

Testa del nucleo
caudato

Colonne del fornice

Capsula esterna

Putamen

Claustro

Capsula estrema

Globo pallido

Commissura
anteriore

Sostanza perforata
anteriore

Ipotalamo

**Fig. 2.7** La sezione coronale passante per la commissura anteriore consente di visualizzare la sostanza grigia disposta intorno al terzo ventricolo che costituisce l'ipotalamo il quale include vari nuclei ipotalamici non distinguibili l'uno dall'altro

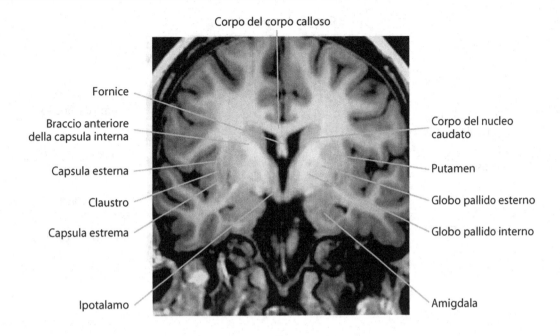

Corpo del corpo calloso

Fornice

Braccio anteriore
della capsula interna

Capsula esterna

Claustro

Capsula estrema

Ipotalamo

Corpo del nucleo
caudato

Putamen

Globo pallido esterno

Globo pallido interno

Amigdala

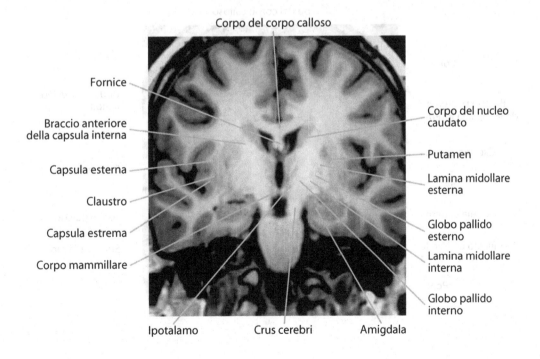

Corpo del corpo calloso

Fornice

Braccio anteriore
della capsula interna

Capsula esterna

Claustro

Capsula estrema

Corpo mammillare

Corpo del nucleo
caudato

Putamen

Lamina midollare
esterna

Globo pallido
esterno

Lamina midollare
interna

Globo pallido
interno

Ipotalamo          Crus cerebri          Amigdala

**Fig. 2.8** Anche in sezione coronale sono chiaramente distinguibili il *putamen* e il pallido, in ragione del più alto segnale di quest'ultimo, dovuto al maggiore contenuto mielinico

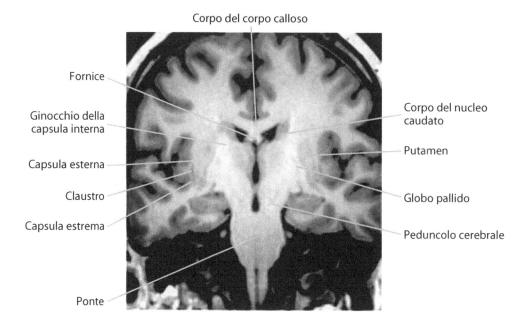

Corpo del corpo calloso

Fornice

Ginocchio della
capsula interna

Capsula esterna

Claustro

Capsula estrema

Ponte

Corpo del nucleo
caudato

Putamen

Globo pallido

Peduncolo cerebrale

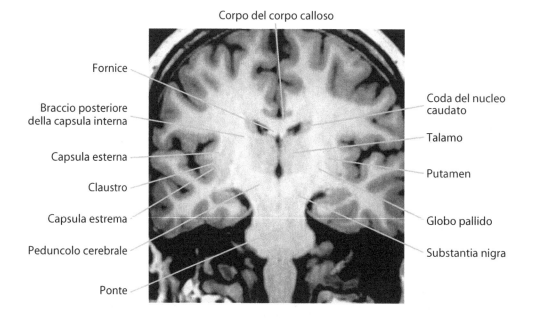

Corpo del corpo calloso

Fornice

Braccio posteriore
della capsula interna

Capsula esterna

Claustro

Capsula estrema

Peduncolo cerebrale

Ponte

Coda del nucleo
caudato

Talamo

Putamen

Globo pallido

Substantia nigra

**Fig. 2.9** Il claustro si trova nella profondità dell'insula ed è delimitato lateralmente dalla capsula estrema e medialmente dalla capsula esterna

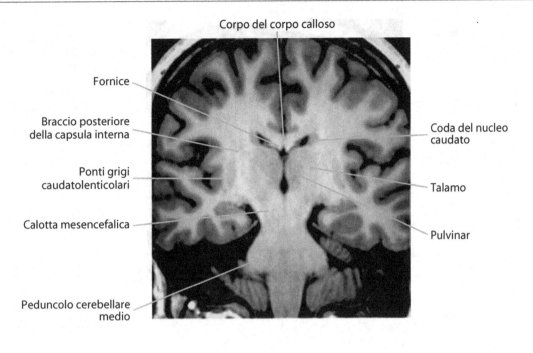

Corpo del corpo calloso

Fornice

Braccio posteriore
della capsula interna

Ponti grigi
caudatolenticolari

Calotta mesencefalica

Peduncolo cerebellare
medio

Coda del nucleo
caudato

Talamo

Pulvinar

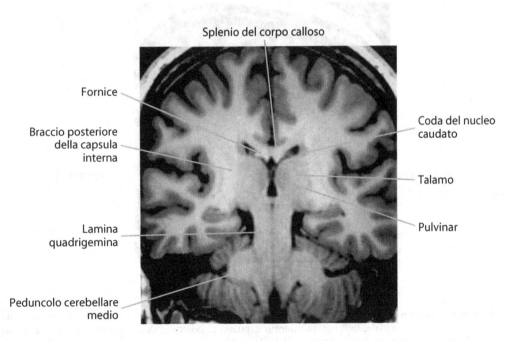

Splenio del corpo calloso

Fornice

Braccio posteriore
della capsula
interna

Lamina
quadrigemina

Peduncolo cerebellare
medio

Coda del nucleo
caudato

Talamo

Pulvinar

**Fig. 2.10** Le sezione coronale passante dalla porzione posteriore del talamo permette di riconoscere il *pulvinar*, che è il più voluminoso nucleo del gruppo dorsale dei nuclei laterali del talamo

Claustro

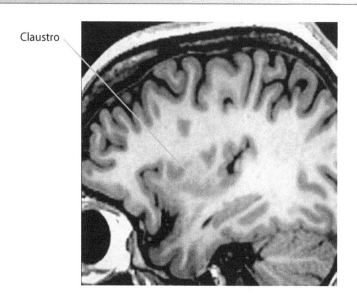

Amigdala

Ippocampo

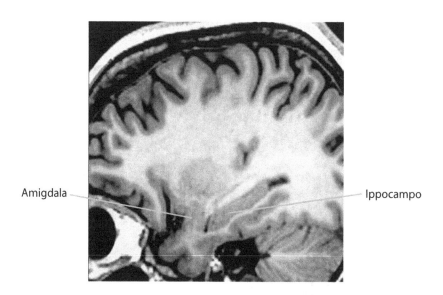

**Fig. 2.11** I nuclei della base (caudato, *putamen*, pallido, nucleo subtalamico, substantia nigra e nucleo rosso) sono parte integrante del circuito extrapiramidale, un circuito motorio deputato al controllo delle funzioni motorie superiori (neo-corticali) che lo hanno filogeneticamente scavalcato. Il ruolo motorio diretto dei circuiti dei nuclei della base è infatti tanto più importante quanto più basso è l'essere nella scala filogenetica. Lo striato riceve afferenze da aree corticali motorie e premotorie e dal talamo. Le efferenze sono prevalentemente pallidali anche se lo striato è connesso con un circuito a feedback con la substantia nigra rispetto alla quale riceve afferenze dopaminergiche nigro-striatali che riducono la funzione inibitoria dello striato, ma invia anche efferenze striato-nigrali GABAergiche che inibiscono i neuroni stria-tali dopaminergici. La maggior parte delle efferenze pallidali sono talamiche (nucleo ventrale anteriore) e da questo al-le aree corticali premotorie a costituire un circolo riverberante che facilita o inibisce singole aree mortorie al fine di ese-guire armoniosamente i movimenti volontari

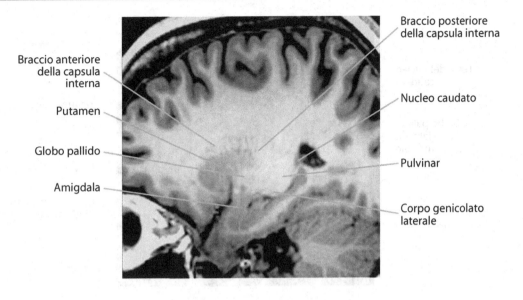

Braccio posteriore
della capsula interna

Braccio anteriore
della capsula
interna

Putamen

Globo pallido

Amigdala

Nucleo caudato

Pulvinar

Corpo genicolato
laterale

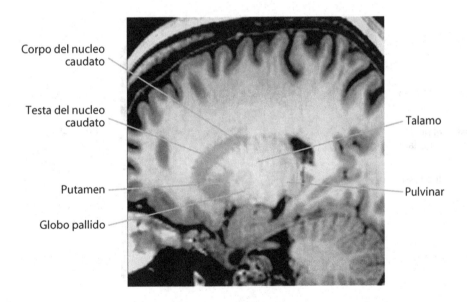

Corpo del nucleo
caudato

Testa del nucleo
caudato

Putamen

Globo pallido

Talamo

Pulvinar

**Fig. 2.12** Sezione laterale dei nuclei della base in cui si apprezza la conformazione a grossa virgola del nucleo caudato che abbraccia il *putamen*. Assieme costituiscono il neo striato per distinguerlo dal pallido che, filogeneticamente più antico, è detto paleostriato. Il neostriato è di pertinenza telencefalica in quanto si sviluppa dalla matrice che circonda i ventricoli laterali ed è connesso alla neocorteccia, viceversa il paleostriato è di pertinenza diencefalica e si sviluppa dalla matrice del III ventricolo

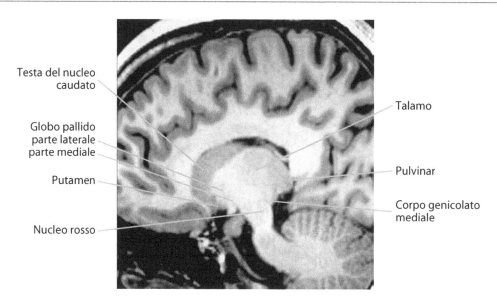

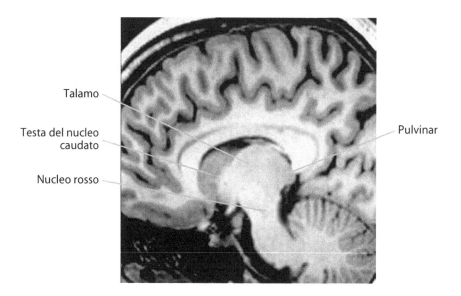

Fig. 2.13 Il talamo è una grossa formazione a prevalente componente grigia di forma ovoidale che costituisce le pareti laterali del III ventricolo ed è di pertinenza diencefalica. La lamina midollare interna che non è riconoscibile nelle immagini RM divide il talamo in nuclei anteriori, mediali e laterali. Le funzioni dei tanti nuclei del talamo sono molteplici: sicuramente costituisce la principale stazione delle afferenze sensitive prima che giungano allo stato di coscienza in corteccia. Tuttavia le connessioni con il sistema extrapiramidale (afferenze paleostriate ed efferenze corticali motorie) fanno del talamo una struttura che modula la risposta motoria volontaria

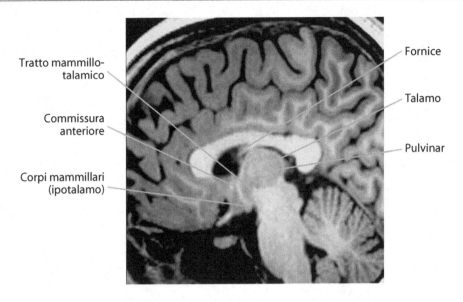

Tratto mammillo-talamico

Commissura anteriore

Corpi mammillari (ipotalamo)

Fornice

Talamo

Pulvinar

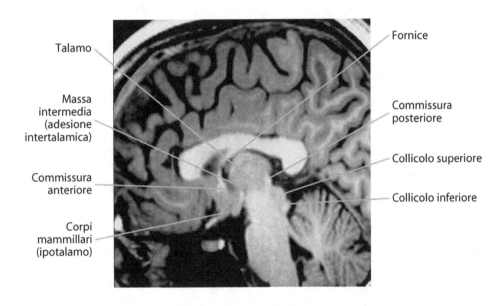

Talamo

Massa intermedia (adesione intertalamica)

Commissura anteriore

Corpi mammillari (ipotalamo)

Fornice

Commissura posteriore

Collicolo superiore

Collicolo inferiore

**Fig. 2.14** In sezione sagittale mediana è apprezzabile una connessione tra i due talami aggettante nel III ventricolo detta massa intermedia o commissura grigia

# Parte III

# Cervelletto

Il cervelletto è costituito da due emisferi cerebellari posti lateralmente e dal verme che è disposto sagittalmente tra i due emisferi. La faccia superiore del cervelletto, convessa, è a contatto con il tentorio che la separa dai lobi occipitali. La faccia inferiore è solcata medialmente dalla vallecula di Reil in cui si affaccia il verme inferiore.

Sulla circonferenza cerebellare, anteriormente si apprezza una profonda introflessione detta ilo cerebellare da cui emergono i peduncoli cerebellari.

I peduncoli cerebellari superiori congiungono il cervelletto con il mesencefalo e sono congiunti dal velo midollare superiore di Vieussens.

I peduncoli cerebellari medi di maggiori dimensioni congiungono il cervelletto con il ponte, mentre i peduncoli cerebellari inferiori, che all'ilo sono fusi con i medi, lo congiungono al bulbo.

I flocculi del cervelletto sono localizzati nella porzione anteriore della faccia inferiore; si tratta di due piccoli ciuffi, destro e sinistro, relativamente indipendenti dagli emisferi cerebellari, disposti lateralmente al nodulo del verme, ognuno al di sotto del corrispondente peduncolo cerebellare medio.

La superficie cerebellare è percorsa da solchi a decorso trasversale tra loro paralleli: i solchi cerebellari. I solchi meno profondi dividono il cervelletto in lamelle e lamine, quelli più profondi in lobuli.

Il solco più profondo è il solco orizzontale di Vicq d'Azyr che divide le facce superiore e inferiore degli emisferi cerebellari e del verme. Altro importante solco è il solco primario che divide il cervelletto in un lobo anteriore e in un lobo posteriore

I restanti solchi formano lobuli vermiani e lobuli emisferici sulla faccia superiore e sulla faccia inferiore del cervelletto.

I lobuli del cervelletto comprendono i lobuli del verme e i lobuli degli emisferi cerebellari.

I lobuli del verme superiore sono, dall'avanti all'indietro: *lingula*, lobulo centrale, *culmen*, declive e *folium*. Quelli del verme inferiore sono: nodulo, uvula, piramide e *tuber*. I lobuli della faccia superiore dell'emisfero cerebellare sono: frenulo della lingula, ala del lobulo centrale, lobulo quadrangolare, lobulo semplice e lobulo semilunare superiore. Infine, a livello della faccia inferiore troviamo la tonsilla, il lobulo biventre e il lobulo semilunare inferiore.

Filogeneticamente il cervelletto viene distinto in archicerebello, paleocerebello e neocerebello, i quali hanno distinte funzioni.

L'archicerebello è costituito dal nodulo e dal flocculo che formano il lobo flocculo nodulare ed è deputato al controllo dell'equilibrio per connessioni con il senso statico dell'orecchio interno.

Il paleocerebello è costituito dal lobo anteriore (*culmen*, lobulo quadrangolare, lobulo centrale, ala del lobulo centrale, lingula, frenulo della lingula, uvula, tonsilla e piramide). Il paleocerebello è connesso al mesencefalo e al bulbo attraverso i peduncoli cerebellari superiori e inferiori ed è deputato al controllo del tono muscolare e della postura.

Il neocerebello è costituito dal lobo posteriore (declive, lobulo semplice, *folium*, lobulo semilunare superiore, *tuber*, lobulo semilunare inferiore e lobulo biventre). È congiunto attraverso i peduncoli cerebellari medi ai nuclei pontini connessi alla neocorteccia ed è deputato a regolare i movimenti volontari e automatici.

I nuclei del cervelletto sono accolti nel corpo midollare del cervelletto e sono: il nucleo del tetto, il nucleo globoso, il nucleo emboliforme e il nucleo dentato. Il nucleo del tetto di pertinenza dell'archicerebello, i nuclei globoso ed emboliforme, di pertinenza del paleocerebello, sono vermiani. Il nucleo dentato, localizzato nell'emisfero cerebellare, fa parte del neocerebello.

Il cervelletto costituisce parte della via motrice indiretta o via cortico-ponto-cerebello-rubro-reticolo-spinale. Tale via origina dalla corteccia motoria secondaria (BA6) e dalla corteccia temporo-parieto-occipitale-emisferica e, rispettivamente, attraverso il fascio cortico-pontino frontale di Arnold e cortico-pontino temporale di Turck raggiunge i nuclei basilari del ponte. Da tali nuclei originano le fibre ponto-cerebellari che incrociano nel rafe mediano e attraverso il peduncolo cerebellare medio controlaterale giungono alla corteccia cerebellare del neocerebello.

Dalla corteccia cerebellare originano fibre cortico-nucleari per il nucleo dentato da cui si dipartono fibre cerebello-rubre per il nucleo rosso controlaterale. Dal nucleo rosso originano fibre rubro-reticolari crociate per la formazione reticolare mesencefalica pontina e bulbare. Dalla formazione reticolare tronco encefalica origina il fascio reticolo-spinale anteriore a funzione eccitatoria e reticolo-spinale laterale a funzione inibitoria per i motoneuroni spinali.

# Cervelletto

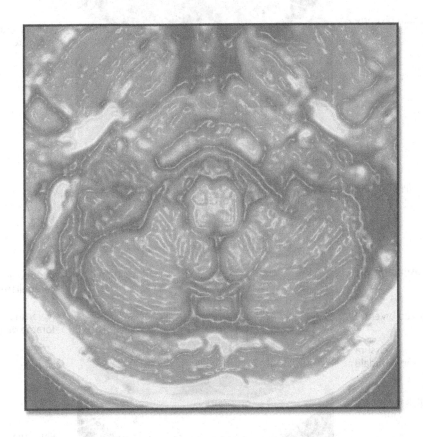

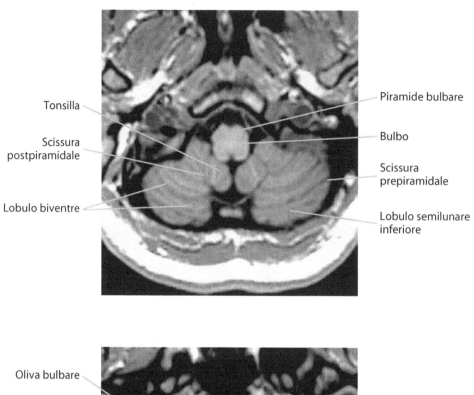

## 3

Tonsilla — Piramide bulbare

Scissura postpiramidale — Bulbo

— Scissura prepiramidale

Lobulo biventre — Lobulo semilunare inferiore

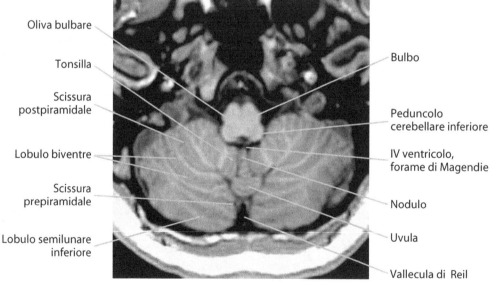

Oliva bulbare —

Tonsilla — Bulbo

Scissura postpiramidale —

Lobulo biventre — Peduncolo cerebellare inferiore

Scissura prepiramidale — IV ventricolo, forame di Magendie

Lobulo semilunare inferiore — Nodulo

— Uvula

— Vallecula di Reil

**Fig. 3.1** Nelle successive tavole sono riportate sezioni assiali, coronali e sagittali mirate alla valutazione dell'anatomia cerebellare. Immagine assiale passante per la porzione inferiore degli emisferi cerebellari. Gli emisferi sono separati dalla vallecula del Reil, dalla cui profondità emerge il verme cerebellare. A questo livello è apprezzabile il peduncolo cerebellare inferiore, che connette il cervelletto al bulbo

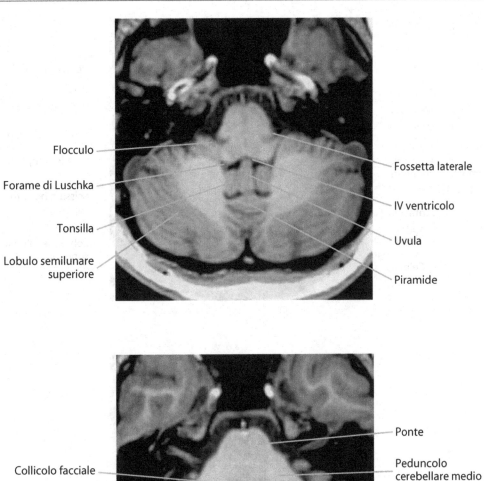

Flocculo

Forame di Luschka

Tonsilla

Lobulo semilunare
superiore

Fossetta laterale

IV ventricolo

Uvula

Piramide

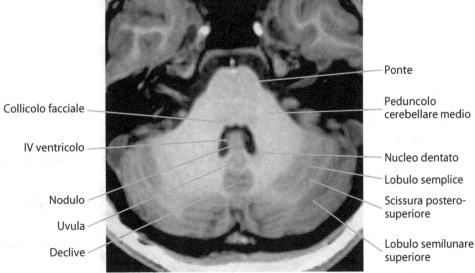

Ponte

Peduncolo
cerebellare medio

Collicolo facciale

IV ventricolo

Nodulo

Uvula

Declive

Nucleo dentato

Lobulo semplice

Scissura postero-
superiore

Lobulo semilunare
superiore

**Fig. 3.2** Il peduncolo cerebellare medio rappresenta il più voluminoso sistema di connessione del cervelletto con il tronco encefalico e lo congiunge con il ponte

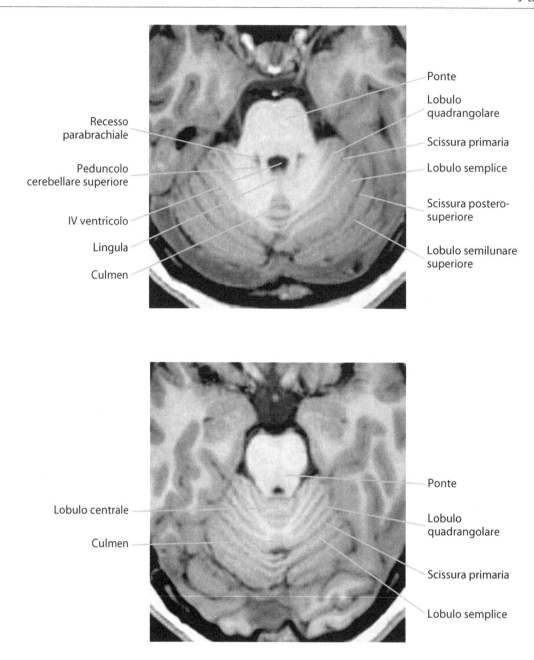

**Fig. 3.3** Medialmente al recesso parabrachiale si rileva il peduncolo cerebellare superiore, che connette il cervelletto con il mesencefalo

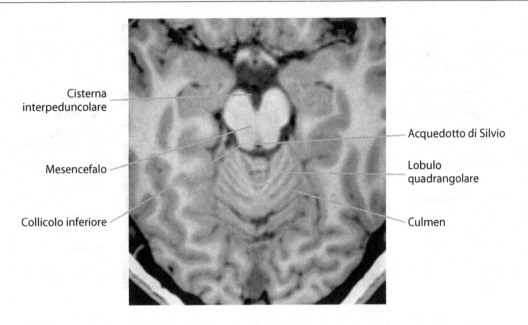

Cisterna interpeduncolare

Mesencefalo

Collicolo inferiore

Acquedotto di Silvio

Lobulo quadrangolare

Culmen

**Fig. 3.4** La superficie del cervelletto è percorsa da numerose scissure che la suddividono in numerosi lobi e lobuli

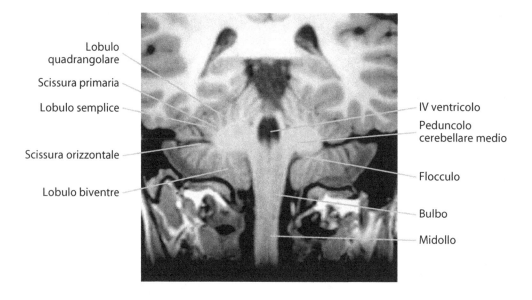

Lobulo quadrangolare

Scissura primaria

Lobulo semplice

Scissura orizzontale

Lobulo biventre

IV ventricolo

Peduncolo cerebellare medio

Flocculo

Bulbo

Midollo

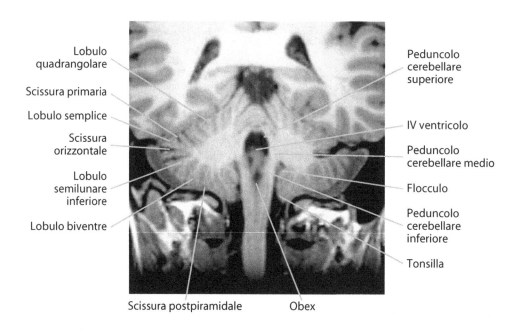

Lobulo quadrangolare

Scissura primaria

Lobulo semplice

Scissura orizzontale

Lobulo semilunare inferiore

Lobulo biventre

Peduncolo cerebellare superiore

IV ventricolo

Peduncolo cerebellare medio

Flocculo

Peduncolo cerebellare inferiore

Tonsilla

Scissura postpiramidale          Obex

**Fig. 3.5** La scissura orizzontale divide la faccia superiore degli emisferi e del verme dalla faccia inferiore

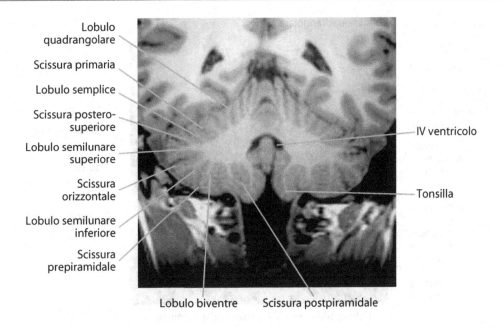

Lobulo quadrangolare

Scissura primaria

Lobulo semplice

Scissura postero-superiore

Lobulo semilunare superiore

Scissura orizzontale

Lobulo semilunare inferiore

Scissura prepiramidale

IV ventricolo

Tonsilla

Lobulo biventre

Scissura postpiramidale

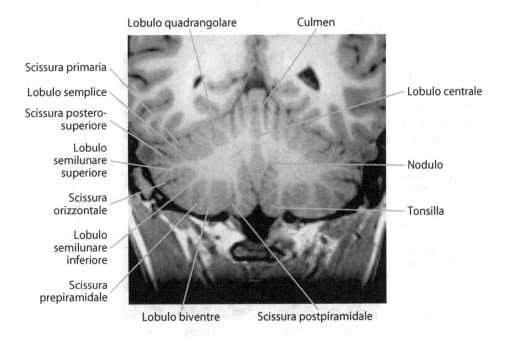

Lobulo quadrangolare

Culmen

Scissura primaria

Lobulo semplice

Scissura postero-superiore

Lobulo semilunare superiore

Scissura orizzontale

Lobulo semilunare inferiore

Scissura prepiramidale

Lobulo centrale

Nodulo

Tonsilla

Lobulo biventre

Scissura postpiramidale

**Fig. 3.6** Superiormente alla scissura orizzontale si trova la scissura postero-superiore: fra di esse si distingue il lobulo semilunare superiore. Fra scissura postero-superiore e primaria si trova il lobulo semplice

Lobulo quadrangolare

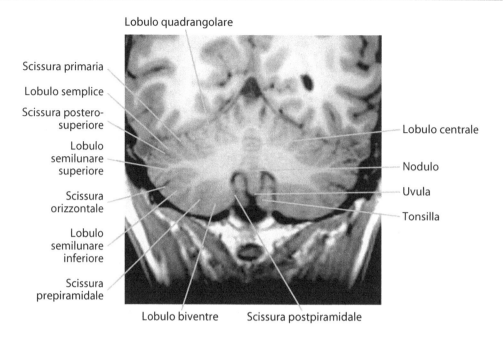

Scissura primaria

Lobulo semplice

Scissura postero-superiore

Lobulo semilunare superiore

Scissura orizzontale

Lobulo semilunare inferiore

Scissura prepiramidale

Lobulo centrale

Nodulo

Uvula

Tonsilla

Lobulo biventre    Scissura postpiramidale

Lobulo quadrangolare    Culmen

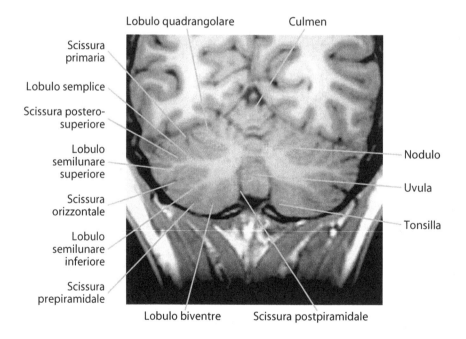

Scissura primaria

Lobulo semplice

Scissura postero-superiore

Lobulo semilunare superiore

Scissura orizzontale

Lobulo semilunare inferiore

Scissura prepiramidale

Nodulo

Uvula

Tonsilla

Lobulo biventre    Scissura postpiramidale

**Fig. 3.7** Il lobulo quadrangolare si localizza cranialmente alla scissura primaria

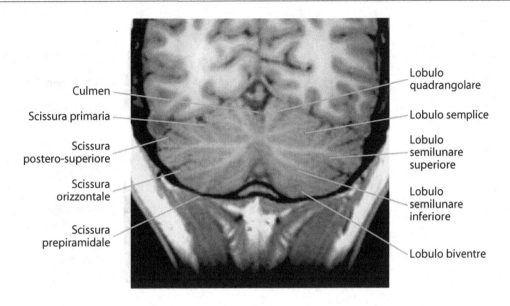

Culmen

Scissura primaria

Scissura
postero-superiore

Scissura
orizzontale

Scissura
prepiramidale

Lobulo
quadrangolare

Lobulo semplice

Lobulo
semilunare
superiore

Lobulo
semilunare
inferiore

Lobulo biventre

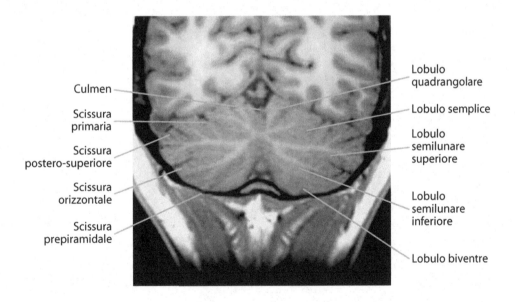

Culmen

Scissura
primaria

Scissura
postero-superiore

Scissura
orizzontale

Scissura
prepiramidale

Lobulo
quadrangolare

Lobulo semplice

Lobulo
semilunare
superiore

Lobulo
semilunare
inferiore

Lobulo biventre

**Fig. 3.8** Il lobulo biventre si sviluppa fra scissura prepiramidale e postpiramidale

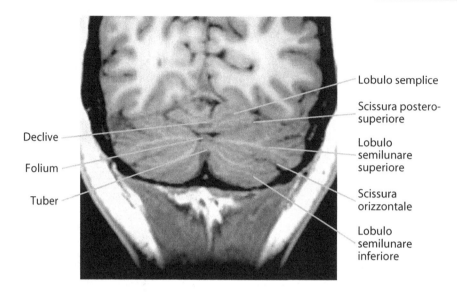

Lobulo semplice

Scissura postero-superiore

Lobulo semilunare superiore

Scissura orizzontale

Lobulo semilunare inferiore

Declive

Folium

Tuber

**Fig. 3.9** Fra scissura orizzontale e prepiramidale si localizza il lobulo semilunare inferiore

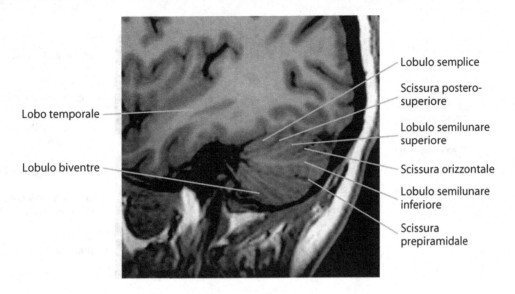

Lobulo semplice

Scissura postero-superiore

Lobulo semilunare superiore

Scissura orizzontale

Lobulo semilunare inferiore

Scissura prepiramidale

Lobo temporale

Lobulo biventre

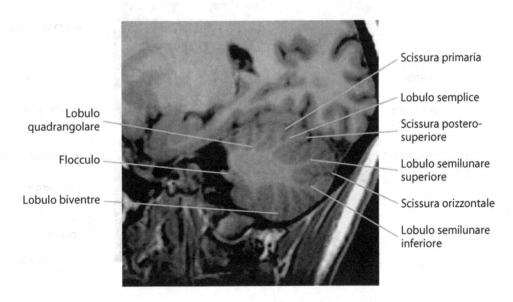

Scissura primaria

Lobulo semplice

Scissura postero-superiore

Lobulo semilunare superiore

Scissura orizzontale

Lobulo semilunare inferiore

Lobulo quadrangolare

Flocculo

Lobulo biventre

**Fig. 3.10** In questa sezione sagittale si apprezza il corpo midollare del cervelletto, che è costituito da sostanza bianca di fibre afferenti provenienti dai peduncoli cerebellari ed efferenti cortico-nucleari, che dalla corteccia cerebellare si portano ai nuclei del cervelletto, per poi uscire nuovamente attraverso i peduncoli

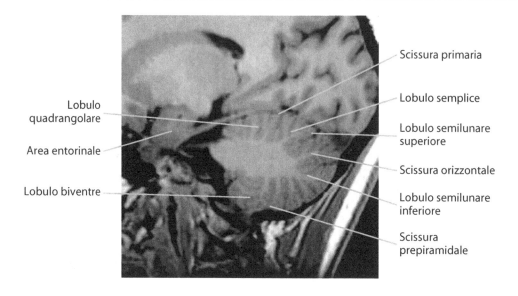

Lobulo quadrangolare

Area entorinale

Lobulo biventre

Scissura primaria

Lobulo semplice

Lobulo semilunare superiore

Scissura orizzontale

Lobulo semilunare inferiore

Scissura prepiramidale

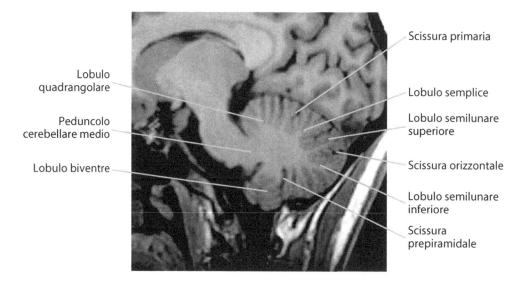

Lobulo quadrangolare

Peduncolo cerebellare medio

Lobulo biventre

Scissura primaria

Lobulo semplice

Lobulo semilunare superiore

Scissura orizzontale

Lobulo semilunare inferiore

Scissura prepiramidale

**Fig. 3.11** Nelle sezioni parasagittali passanti per l'emisfero cerebellare sono distinguibili le diverse porzioni emisferiche separate filogeneticamente. Il flocculo, appartenente all'archicerebello, la tonsilla, il lobulo quadrangolare, l'ala del lobulo centrale e il frenulo della lingula, appartenenti al paleocerebello; il lobulo biventre, il lobulo semilunare inferiore, il lobulo semilunare superiore e il lobulo semplice, appartenenti al neocerebello

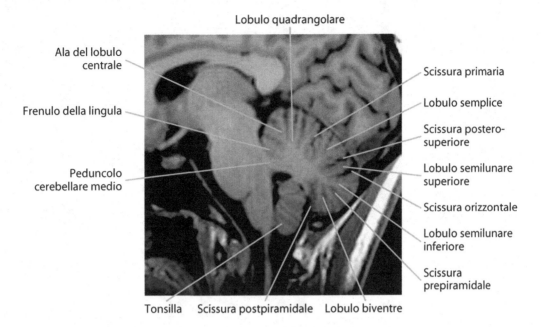

Lobulo quadrangolare

Ala del lobulo centrale

Frenulo della lingula

Peduncolo cerebellare medio

Scissura primaria

Lobulo semplice

Scissura postero-superiore

Lobulo semilunare superiore

Scissura orizzontale

Lobulo semilunare inferiore

Scissura prepiramidale

Tonsilla    Scissura postpiramidale    Lobulo biventre

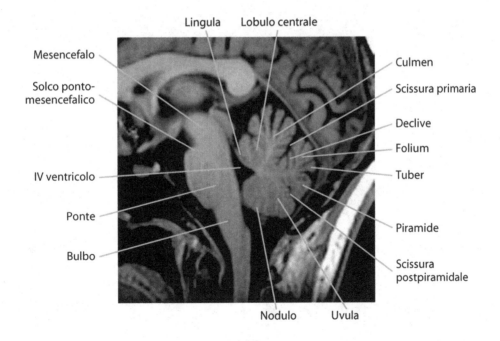

Lingula    Lobulo centrale

Mesencefalo

Solco ponto-mesencefalico

IV ventricolo

Ponte

Bulbo

Culmen

Scissura primaria

Declive

Folium

Tuber

Piramide

Scissura postpiramidale

Nodulo    Uvula

**Fig. 3.12** In questa sezione sagittale passante per il verme sono riconoscibili le diverse porzioni vermiane filogeneticamente differenti: il nodulo, appartenente all'archicerebello; l'uvula, la piramide, il *culmen* del monticello, il lobulo centrale e la lingula, di pertinenza del paleocerebello; il *tuber*, il *folium* e il declive, appartenenti al neocerebello

Il XII nervo cranico o nervo ipoglosso ha origine apparente tra la piramide e l'oliva bulbare (solco laterale anteriore del bulbo), decorre dietro l'arteria vertebrale e fuoriesce dalla fossa cranica posteriore attraverso il canale dell'ipoglosso. È un nervo motorio che provvede all'innervazione dei muscoli della lingua e dei muscoli sottoioidei.

L'XI nervo cranico o nervo accessorio ha una radice spinale all'altezza di C1 che risale in fossa cranica posteriore ove si congiunge con la radice bulbare e all'altezza del forame giugulare si riuniscono con il IX e X nervo cranico a costituire i nervi misti che fuoriescono dal forame giugulare. La radice spinale motoria innerva il muscolo trapezio e sternocleidomastoideo, quella bulbare è formata da fibre pregangliari del parasimpatico che si congiungono alle fibre del nervo vago.

Il X nervo cranico emerge dal solco bulbare laterale (solco dei nervi misti), fuoriesce assieme al IX e all'XI attraverso il forame giugulare, è un nervo misto che riceve impulsi sensoriali specifici dalle papille gustative del faringe, e viscerali da faringe, laringe e organi toracici e addominali. Fornisce le efferenze motorie per i muscoli laringei e faringei e parasimpatiche per gli organi toracici e addominali.

Il IX nervo cranico o glossofaringeo origina al di sopra del vago dal solco bulbare laterale posteriore e fuoriesce dal cranio attraverso il forame giugulare (foro lacero posteriore). È un nervo misto ed è costituito da fibre sensitive viscerali per la regione orofaringea, sensitive specifiche gustative per il terzo posteriore della lingua, sensitive somatiche del condotto uditivo esterno. La componente motoria somatica innerva il muscolo costrittore del faringe mentre la componente pregangliare parasimpatica innerva la ghiandola parotide.

L'VIII nervo cranico o nervo stato acustico è costituito dal nervo acustico e dal nervo vestibolare. Origina dalla superficie laterale del tronco encefalico nella fossetta retroolivare all'altezza del solco bulbo pontino. È costituito da un tratto intracisternale e dopo l'immissione nel canale acustico interno, da un tratto intracanalare. Si tratta di un nervo esclusivamente sensitivo. Il nervo vestibolare riceve afferenze sensitive vestibolari dalla macula acustica dell'utricolo e del sacculo, e dalle creste ampollari dei canali semicircolari. Il nervo acustico riceve afferenze uditive dall'organo di Corti.

Il VII nervo cranico o nervo facciale origina assieme al nervo intermediario del Wrisberg che gli decorre caudalmente, dalla superficie laterale del solco bulbo pontino e si immette nel meato acustico interno cranialmente all'VIII nervo cranico.

Il nervo intermediario è costituito da afferenze gustative dai due terzi anteriori della lingua ed efferenze parasimpatiche per le ghiandole lacrimali, sottolinguale e sottomandibolare. Il nervo facciale propriamente detto percorre il canale del facciale nella piramide del temporale, fuoriesce dal cranio attraverso il foro stilo-mastoideo e provvede all'innervazione motoria dei muscoli mimici facciali, del muscolo stapedio e del ventre posteriore del muscolo digastrico, nonché all'innervazione parasimpatica delle ghiandole lacrimale e naso-palatina.

Il VI nervo cranico o nervo abducente fa parte dei nervi oculomotori, origina dalla superficie ventrale della giunzione bulbo pontina al di sopra della piramide bulbare, decorre nel seno cavernoso lateralmente all'arteria carotide interna ed entra nell'orbita attraverso la fessura orbitaria superiore per innervare il muscolo retto esterno.

Il V nervo cranico o nervo trigemino ha un'origine apparente in corrispondenza della superficie antero-laterale del ponte, entra nel cavo di Meckel ove si trova il ganglio di Gasser si divide nel ramo oftalmico, mascellare e mandibolare che rispettivamente fuoriescono dalla scatola cranica attraverso la fessura orbitaria superiore, il forame rotondo e il forame ovale. Il nervo trigemino è deputato a trasmettere le afferenze sensitive dalla cute del viso, dalla congiuntiva, dalle mucose delle cavità nasali e orale, dalle meningi e a trasmettere fibre motrici per i muscoli masticatori.

Il IV nervo cranico o trocleare (nervo patetico) è un nervo motore ed è l'unico nervo cranico che origina dalla superficie posteriore del tronco encefalico al di sotto del tubercolo quadrigemino inferiore, attraversa la cisterna perimesencefalica, attraversa il seno cavernoso decorrendo sulla parete laterale al di sotto del nervo oculomotore e al di sopra del nervo oftalmico. Tramite la fessura orbitaria superiore raggiunge l'orbita ove innerva il muscolo obliquo superiore.

Il III nervo cranico o nervo oculomotore comune è un nervo motorio che origina a livello della fossa interpeduncolare, decorre tra l'arteria cerebellare superiore e l'arteria cerebrale posteriore, entra nel seno cavernoso decorrendo sulla parete laterale e attraverso la fessura orbitaria superiore raggiunge nell'orbita i muscoli retto superiore, retto mediale, retto inferiore, obliquo inferiore e il muscolo elevatore della palpebra superiore, cui fornisce rami effettori motori. Porta inoltre fibre parasimpatiche per il muscolo sfintere pupillare e ciliare.

Il II nervo cranico o nervo ottico è un nervo sensitivo deputato alla ricezione degli stimoli visivi. Ha origine dal chiasma ottico con un tratto intracisternale, seguito da un tratto intracanalare nel canale ottico, da un tratto intraorbitario e da un tratto intrabulbare. Il nervo ottico conduce i segnali visivi provenienti dalle cellule gangliari multipolari retiniche.

Il I nervo cranico o nervo olfattivo è un nervo sensitivo deputato a trasportare afferenze di natura olfattiva. Esso non è visualizzabile nelle immagini RM in quanto è costituito da 15-20 filuzzi olfattori che originano dall'epitelio olfattorio della volta delle cavità nasali e attraverso la lamina cribrosa dell'etmoide raggiungono il bulbo olfattorio posto nella fossetta olfattoria della fossa cranica anteriore.

# Nervi cranici

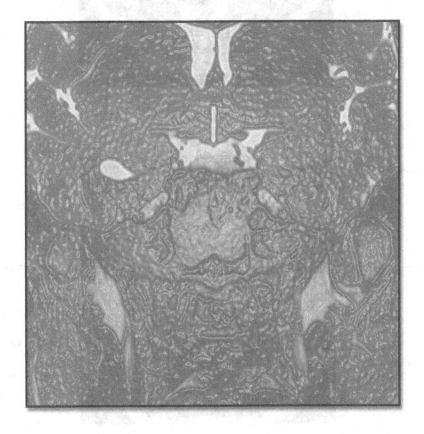

## 4

*Anatomia RM dell'encefalo.* Mirco Cosottini (a cura di)
© Springer-Verlag Italia 2012

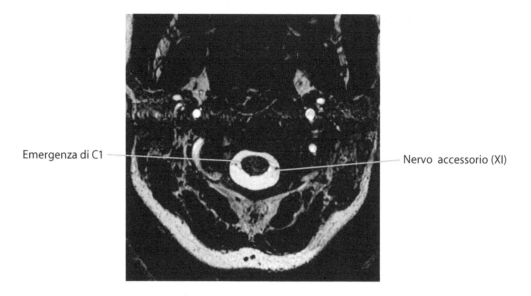

Emergenza di C1 ————— Nervo accessorio (XI)

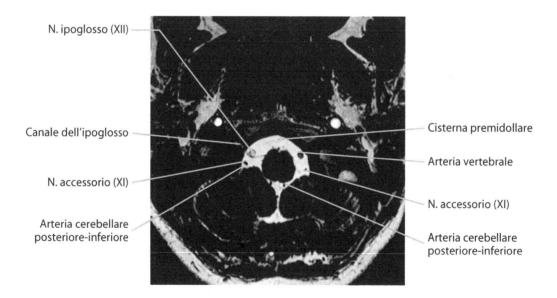

N. ipoglosso (XII) —————

Canale dell'ipoglosso —————                                                 Cisterna premidollare

                                                                              Arteria vertebrale

N. accessorio (XI) —————

                                                                              N. accessorio (XI)

Arteria cerebellare
posteriore-inferiore —————

                                                                              Arteria cerebellare
                                                                              posteriore-inferiore

**Fig. 4.1** Nelle tavole che seguono sono riportate l'emergenza dei nervi cranici e i rapporti con le strutture contigue. In queste sezioni sono rilevabili il nervo ipoglosso (XII n.c.), che emerge dal solco preolivare o solco laterale anteriore e passa posteriormente all'arteria vertebrale per fuoriuscire attraverso il canale dell'ipoglosso; e il nervo accessorio (XI n.c.) che è costituito da due radici: quella bulbare che emerge dal solco retroolivare o solco laterale posteriore, e quella spinale che origina al di sotto del forame magno

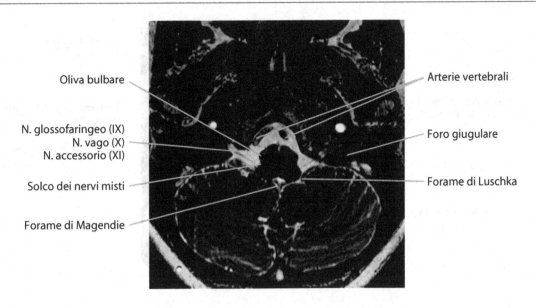

Oliva bulbare

N. glossofaringeo (IX)
N. vago (X)
N. accessorio (XI)

Solco dei nervi misti

Forame di Magendie

Arterie vertebrali

Foro giugulare

Forame di Luschka

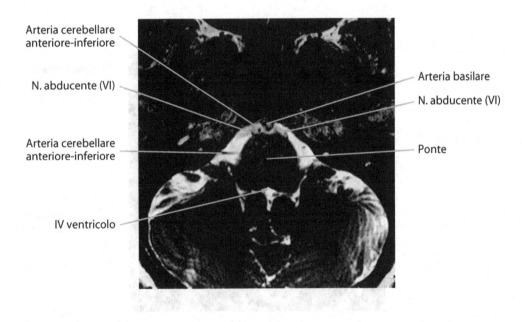

Arteria cerebellare
anteriore-inferiore

N. abducente (VI)

Arteria cerebellare
anteriore-inferiore

IV ventricolo

Arteria basilare

N. abducente (VI)

Ponte

**Fig. 4.2** La radice bulbare del nervo accessorio (XI n.c.), il nervo vago (X n.c.) e il nervo glossofaringeo (IX n.c.) originano dal solco dei nervi misti o solco laterale posteriore o retroolivare e spesso non sono distinguibili l'uno dall'altro nel loro tratto intracisternale

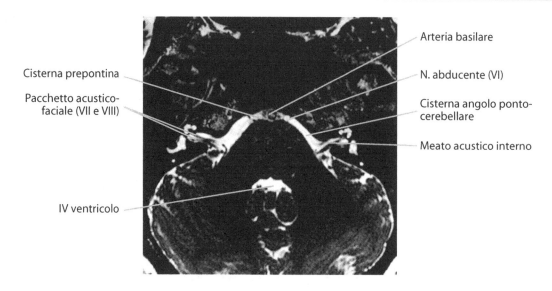

Cisterna prepontina

Pacchetto acustico-
faciale (VII e VIII)

IV ventricolo

Arteria basilare

N. abducente (VI)

Cisterna angolo ponto-
cerebellare

Meato acustico interno

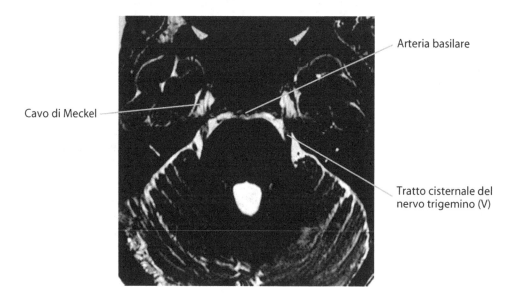

Cavo di Meckel

Arteria basilare

Tratto cisternale del
nervo trigemino (V)

**Fig. 4.3** Il pacchetto acustico-facciale origina dalla fossetta retroolivare, decorre nella cisterna angolo ponto cerebellare (tratto intracisternale) ed entra nel meato acustico interno. Nella sezione inferiore si apprezza il decorso intracisternale del nervo trigemino (V n.c.), che origina dalla superficie ventrale del ponte ed entra nel cavo di Meckel

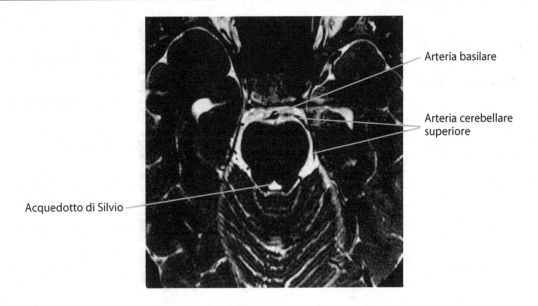

Arteria basilare

Arteria cerebellare
superiore

Acquedotto di Silvio

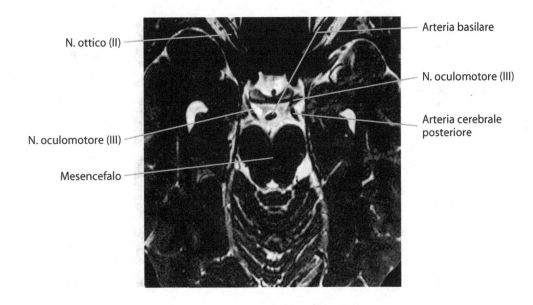

N. ottico (II)

N. oculomotore (III)

Mesencefalo

Arteria basilare

N. oculomotore (III)

Arteria cerebrale
posteriore

**Fig. 4.4** Il nervo oculomotore (III n.c.) emerge dalla fossetta interpeduncolare, dirigendosi lateralmente verso il seno cavernoso ove si dispone sulla parete laterale

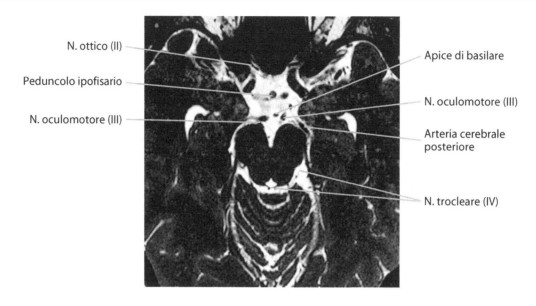

N. ottico (II)

Peduncolo ipofisario

N. oculomotore (III)

Apice di basilare

N. oculomotore (III)

Arteria cerebrale posteriore

N. trocleare (IV)

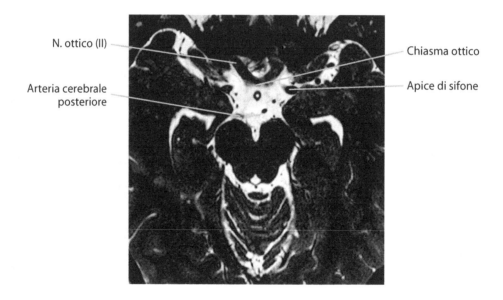

N. ottico (II)

Arteria cerebrale posteriore

Chiasma ottico

Apice di sifone

**Fig. 4.5** Il nervo ottico presenta tre segmenti: intraorbitario, intracanalicolare e intracranico. In Figura si osserva il tratto intracranico, che dal margine anteriore del chiasma ottico giunge al foro ottico. Nell'immagine superiore è visualizzabile l'emergenza del trocleare (IV n.c.) che è l'unico nervo cranico che origina dalla faccia posteriore del tronco encefalico, al di sopra del collicolo superiore della lamina quadrigemina

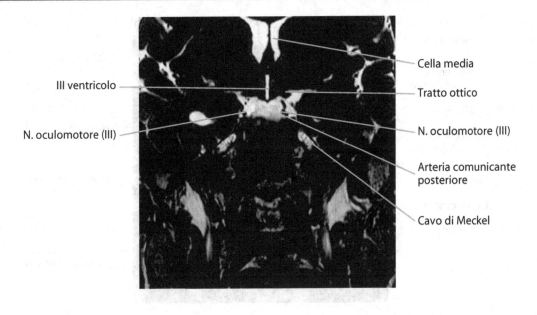

III ventricolo

N. oculomotore (III)

Cella media

Tratto ottico

N. oculomotore (III)

Arteria comunicante
posteriore

Cavo di Meckel

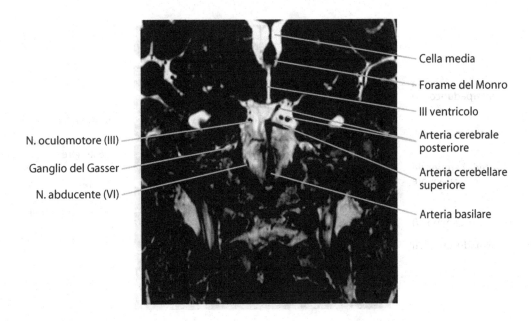

N. oculomotore (III)

Ganglio del Gasser

N. abducente (VI)

Cella media

Forame del Monro

III ventricolo

Arteria cerebrale
posteriore

Arteria cerebellare
superiore

Arteria basilare

**Fig. 4.6** Sezione coronale passante per il tratto ottico: è visibile il ganglio del Gasser da cui si dipartono le tre branche del trigemino (frontale, mascellare e mandibolare)

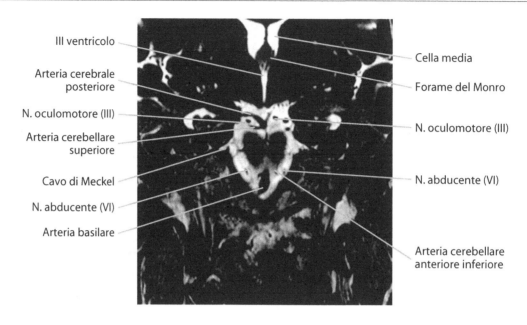

III ventricolo

Arteria cerebrale posteriore

N. oculomotore (III)

Arteria cerebellare superiore

Cavo di Meckel

N. abducente (VI)

Arteria basilare

Cella media

Forame del Monro

N. oculomotore (III)

N. abducente (VI)

Arteria cerebellare anteriore inferiore

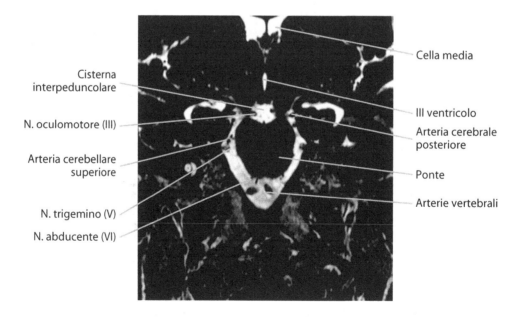

Cisterna interpeduncolare

N. oculomotore (III)

Arteria cerebellare superiore

N. trigemino (V)

N. abducente (VI)

Cella media

III ventricolo

Arteria cerebrale posteriore

Ponte

Arterie vertebrali

**Fig. 4.7** Il tratto intracisternale del nervo oculomotore (III n.c.) decorre inferiormente all'arteria cerebrale posteriore e superiormente all'arteria cerebellare superiore. Il nervo abducente (VI n.c.) origina dal solco bulbo-pontino e si porta in alto e in avanti per entrare nel seno cavernoso, ove decorre sospeso accanto alla carotide interna

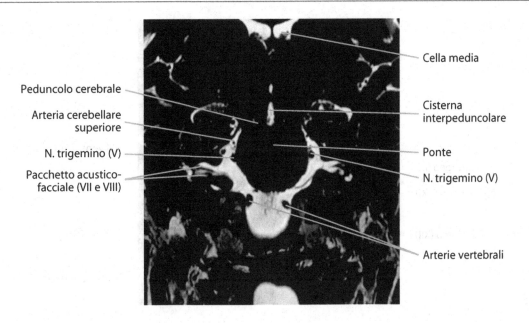

Cella media

Peduncolo cerebrale

Arteria cerebellare superiore

N. trigemino (V)

Pacchetto acustico-facciale (VII e VIII)

Cisterna interpeduncolare

Ponte

N. trigemino (V)

Arterie vertebrali

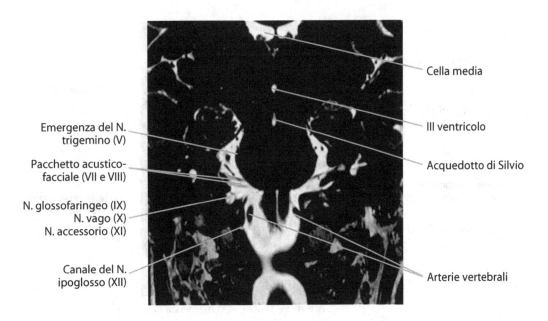

Cella media

Emergenza del N. trigemino (V)

Pacchetto acustico-facciale (VII e VIII)

N. glossofaringeo (IX)
N. vago (X)
N. accessorio (XI)

Canale del N. ipoglosso (XII)

III ventricolo

Acquedotto di Silvio

Arterie vertebrali

**Fig. 4.8** Nel tratto intracanalare il pacchetto acustico-facciale è costituito da quattro fasci. Anteriormente si trovano il nervo facciale superiormente e l'acustico inferiormente; posteriormente il ramo vestibolare superiore in alto e il ramo vestibolare inferiore in basso

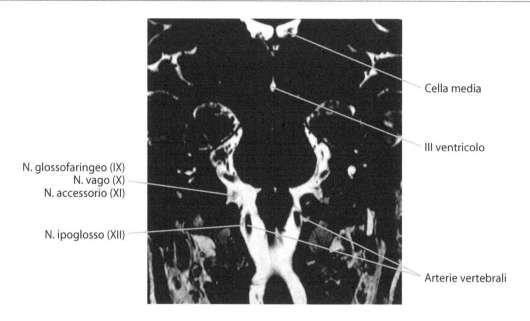

N. glossofaringeo (IX)
N. vago (X)
N. accessorio (XI)

N. ipoglosso (XII)

Cella media

III ventricolo

Arterie vertebrali

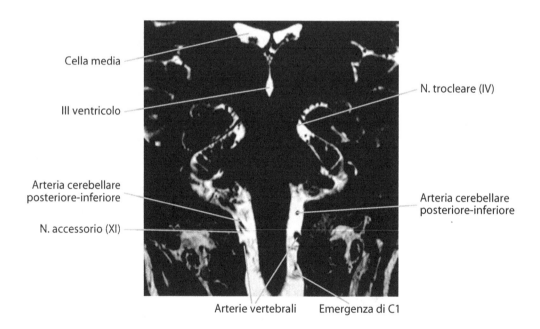

Cella media

III ventricolo

Arteria cerebellare
posteriore-inferiore

N. accessorio (XI)

N. trocleare (IV)

Arteria cerebellare
posteriore-inferiore

Arterie vertebrali          Emergenza di C1

**Fig. 4.9** I nervi misti (IX, X e XI n.c.) fuoriescono dalla scatola cranica attraverso il foro giugulare

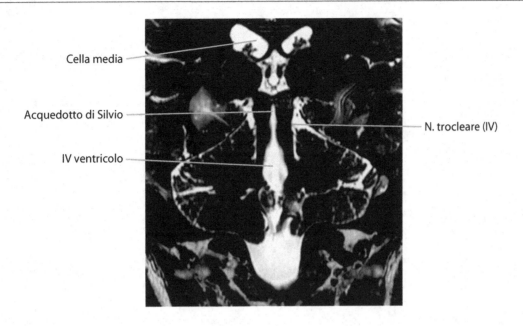

Cella media

Acquedotto di Silvio

IV ventricolo

N. trocleare (IV)

**Fig. 4.10** Dopo la sua emergenza il nervo trocleare (IV n.c.) percorre la *cisterna ambiens*, passa tra il margine libero del tentorio e il mesencefalo, entra nel seno cavernoso e si dispone nella sua parete laterale al di sotto del nervo oculomotore

# Parte V

# Circolo arterioso intracranico

### Vasi arteriosi

Il circolo intracranico arterioso è distinto in anteriore o carotideo e posteriore o verte-brobasilare.

I due sistemi confluiscono alla base del cranio nel poligono di Willis. I due sifoni carotidei sono anastomizzati con il tratto P1 delle arterie cerebrali posteriori (PCA) tramite le arterie comunicanti posteriori (PCoA). Anteriormente il poligono si completa dalla congiunzione dei tratti A1 delle arterie cerebrali anteriori (ACA) originanti dal sifone, tramite l'arteria comunicante anteriore (AcoA). Numerose sono le varianti anatomiche del circolo di Willis in ragione della agenesia-ipoplasia di una o più componenti il poligono. Una delle più frequenti è l'agenesia della AcoP e aplasia di P1 per cui la PCA origina direttamente dal sifone carotideo (variante di tipo fetale).

La carotide interna (ICA) penetra nella scatola cranica attraverso il foro carotico, percorre il tratto intrapetroso e a livello del foro lacero piega in alto a costituire il tratto precavernoso o lacero (C5), forma il ginocchio posteriore e decorre orizzontalmente e lateralmente alla sella turcica nel tratto cavernoso (C4). Successivamente piega posteriormente al di sotto della clinoide anteriore formando il tratto denominato clinoideo o del ginocchio anteriore (C3), quindi, al di sopra dell'emergenza dell'arteria oftalmica (OphtA), penetra attraverso la dura madre nello spazio subaracnoideo e costituisce il tratto oftalmico o sopraclinoideo prossimale (C2). Al di sotto dell'origine dell'arteria comunicante posteriore, il sifone carotideo costituisce il tratto comunicante o sopraclinoideo distale (C1) che giunge fino all'apice di sifone in corrispondenza della suddivisione in arteria cerebrale anteriore e media.

Rami del sifone carotideo sono: l'arteria comunicante posteriore (AcoP) che origina da C1 e ha ramuscoli irroranti il chiasma, il tratto ottico, parte dell'ippocampo e la massa intermedia del talamo; l'arteria corioidea anteriore (AchA, ad origine da C1 al di sopra di AcoP) che decorre tra il tratto ottico e la circonvoluzione paraippocampale e irrora l'*uncus*, l'amigdala, il nucleo pallido e il braccio posteriore della capsula interna.

L'arteria oftalmica origina al passaggio tra il tratto C1 e C3 secondo Fisher e decorre insieme al nervo ottico nel canale ottico e nelle orbite ove irrora tutte le strutture endorbitarie, le mucose sfeno-etmoidali, terminando a livello della cute della regione fronto-naso-palpebrale ove si anastomizza con i rami della carotide esterna.

A livello dell'apice di sifone il circolo carotideo si suddivide nell'arteria cerebrale anteriore (ACA) e nell'arteria cerebrale media (MCA).

L'arteria cerebrale anteriore con il suo tratto iniziale pre-comunicante (A1 ACA) decorre antero-medialmente al di sopra del chiasma e del nervo ottico. Da essa originano le arterie lenticolo-striate mediali per la sostanza perforata anteriore.

Dopo l'emergenza dell'arteria comunicante anteriore inizia il tratto post-comunicante (A2 ACA) da cui origina l'arteria ricorrente di Huebner che irrora la commissura anteriore, il braccio anteriore della capsula interna, la porzione anteriore del *globus pallidus* e parte della testa del nucleo caudato. Usualmente dal tratto A2 originano anche l'arteria orbito-frontale e fronto-polare che irrorano la corteccia fronto-mesiale e fronto-orbitaria.

L'arteria cerebrale anteriore si suddivide sul margine mesiale del lobo frontale in arteria pericallosa e in arteria calloso-marginale. Dall'arteria calloso-marginale originano i rami emisferici per la superficie mesiale dei lobi frontali e parietali, per la porzione parasagittale della circonvoluzione frontale superiore e del lobulo parietale superiore.

L'arteria cerebrale media (MCA) che decorre nella scissura di Silvio, inizia con il tratto sfenoidale (M1 MCA) da cui originano le arterie lenticolo-striate che irrorano il ginocchio, il braccio posteriore della capsula interna, il *putamen*, parte del caudato e del pallido. L'arteria cerebrale media si divide come biforcazione o triforcazione. I rami di dicotomizzazione nel tratto insulare decorrono sulla superficie dell'insula (M2 MCA), successivamente con decorso orizzontale circondano l'opercolo frontale temporale e parietale (M3 MCA) assumendo aspetto a candelabro. I rami emisferici delle arterie del candelabro decorrono sulla superficie cerebrale (M4 MCA) con i nomi propri del territorio di distribuzione: frontale, temporale e parietale.

I rami emisferici (M4) della suddivisione superiore (frontale e parietale) dall'avanti all'indietro sono il ramo fronto-orbitale, il fronto-opercolare o prefrontale, il ramo precentrale, il ramo rolandico o centrale, i rami parietali anteriore e posteriore e l'arteria angolare. I rami emisferici della suddivisione inferiore destinati alla superficie esterna del lobo temporale sono l'arteria temporale anteriore, l'arteria temporale media e posteriore o temporo-occipitale.

A sede intracranica le arterie vertebrali penetrano attraverso la membrana atlantoidea e costituiscono il tratto (V4) delle arterie vertebrali quindi confluiscono nel tronco dell'arteria basilare (BA). Da V4 nel 90% dei soggetti origina l'arteria cerebellare postero inferiore (PICA). Tale arteria decorre lateralmente al bulbo al quale fornisce esili rami che ne irrorano la porzione laterale, quindi forma un'ansa attorno alla tonsilla cerebellare che fornisce un ramo corioideo per il IV ventricolo. I due rami terminali della PICA decorrono inferiormente al cervelletto irrorando l'uno la porzione caudale del verme, l'altro la porzione caudale dell'emisfero cerebellare.

L'arteria basilare decorre nella cisterna prepontina in corrispondenza del solco della basilare sulla superficie anteriore del ponte ove dà origine a esili arterie perforanti pontine. Dalla BA (terzo medio o inferiore) originano le arterie cerebellari antero inferiori (AICA). Tale arteria decorre lateralmente al ponte verso il basso dando origine a rami pontini e all'arteria labirintica, poi forma un'ansa in corrispondenza del flocculo cerebellare cui fornisce esili rami e termina con rami emisferici per la porzione inferiore del cervelletto.

L'arteria cerebellare superiore origina dalla porzione craniale di BA, immediatamente al di sotto delle arterie cerebrali posteriori, decorre lateralmente al ponte fornendogli esili rami, irrorando il peduncolo cerebellare superiore e la lamina quadrigemina. I rami terminali provvedono all'irrorazione della porzione superiore del cervelletto.

Rami terminali di BA sono le arterie cerebrali posteriori (PCA). Il primo tratto di PCA compreso tra l'apice di basilare e l'arteria comunicante posteriore (PcoA) è il tratto precomunicante (P1) che decorre nella cisterna interpeduncolare e fornisce esili rami perforanti per il mesencefalo e il diencefalo. Il tratto post-comunicante (P2) decorre nella *cisterna ambiens* circondando il mesencefalo e dando origine alle arterie corioidee posteriori mediali e laterali che, decorrendo tra lamina quadrigemina e giro paraippocampale, irrorano rispettivamente i plessi corioidei del III ventricolo e dei ventricoli laterali. Rami penetranti diencefalici irrorano la pineale, i corpi genicolati e la porzione dorsale del talamo. Nel tratto P2 originano rami temporali e paraippocampali che irrorano l'ippocampo, il paraippocampo, lo splenio e parte del corpo calloso, la regione temporobasale e il *pulvinar*. Il tratto P3 consiste in un breve segmento che decorre nella cisterna della lamina quadrigemina, compreso tra la lamina quadrigemina e la scissura calcarina. A quest'ultimo livello si continua quindi nel tratto P4 dividendosi nell'arteria occipitale mediale e occipitale laterale o temporo occipitale. La occipitale laterale irrora la porzione basale del lobo temporale, la mediale si divide nell'arteria parieto-occipitale e nella calcarina (P4) che irrorano rispettivamente il cuneo-precuneo e la corteccia omonima.

## Legenda

ACA: arteria cerebrale anteriore (anterior cerebral artery)
MCA: arteria cerebrale media (middle cerebral artery)
M1 MCA: tratto sfenoidale dell'arteria cerebrale media
M2 MCA: tratto insulare dell'arteria cerebrale media
M3 MCA: tratto opercolare dell'arteria cerebrale media
M4 MCA: tratti corticali dell'arteria cerebrale media
PCA : arteria cerebrale posteriore (posterior cerebral artery)
ACoA: arteria comunicante anteriore (anterior communicating artery)
PCoA: arteria comunicante posteriore (posterior communicating artery)
ICA: arteria carotide interna (internal carotid artery)
ICA apex: apice di sifone
BA: arteria basilare (basilar artery)
SCA: arteria cerebellare superiore (superior cerebellar artery)
AICA: arteria cerebellare anteriore-inferiore (anterior-inferior cerebellar artery)
PICA: arteria cerebellare posteriore-inferiore (posterior-inferior cerebellar artery)
VA: arteria vertebrale (vertebral artery)
Angolar artery: arteria angolare
Posterior-parietal artery: arteria parietale posteriore
Rolandic artery: arteria rolandica
Precentral artery: arteria precentrale
Fronto-opercular artery: arteria fronto-opercolare
Fronto-orbital artery: arteria fronto-orbitaria
OphtA: arteria oftalmica (ophthalmic artery)
Silvian bi-triforcation: bi-triforcazione silviana
Lenticolo-striate arteries: arterie lenticolo-striate
Anterior-temporal artery: arteria temporale anteriore
AchA: arteria corioidea anteriore (anterior choroidal artery)
Anterior internal frontal artery: arteria frontale interna anteriore
Middle internal frontal artery: arteria frontale interna media
Posterior internal frontal artery: arteria frontale interna posteriore

**Arteria carotide interna, classificazione sec. B.E. Fisher 1938**

C1 ICA sec. Fisher: tratto comunicante (sec. D.A. Bouthillier et al.) o sovraclinoideo
distale (sec. A. Vernacular)

C2 ICA sec. Fisher: tratto oftalmico (sec. D.A. Bouthillier et al.) o sovraclinoideo prossimale (sec. A. Vernacular)

C3 ICA sec. Fisher: tratto clinoideo (sec. D.A. Bouthillier et al.) o ginocchio anteriore
(sec. A. Vernacular)

C4 ICA sec. Fisher: tratto orizzontale o cavernoso (sec. D.A. Bouthillier et al. e sec. A.
Vernacular)

C5 ICA sec. Fisher: tratto lacero (sec. D.A. Bouthillier et al.) o precavernoso (sec. A.
Vernacular)

# Vasi arteriosi

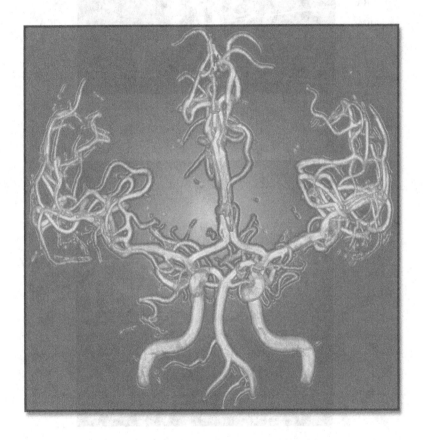

*Anatomia RM dell'encefalo.* Mirco Cosottini (a cura di)
© Springer-Verlag Italia 2012

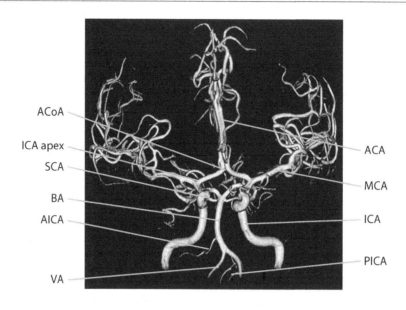

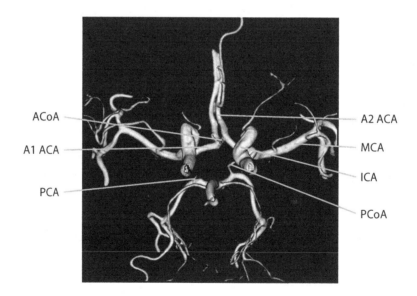

**Fig. 5.1** Le immagini del circolo intracranico sono ottenute con sequenze a tempo di volo. Tali sequenze basate sui principi del flusso in risonanza magnetica mantengono un ruolo fondamentale nel distretto intracranico in quanto in grado di rilevare la maggior parte della patologia vascolare intracranica. *Volume rendering* dell'intero circolo intracranico. Nella Figura si riconoscono le arterie carotidi interne (*ICA*) e le sue diramazioni terminali intracraniche: l'arteria cerebrale anteriore (*ACA*) e l'arteria cerebrale media (*MCA*). Le arterie vertebrali (*VA*) si congiungono a formare l'arteria basilare (*BA*) che termina con le arterie cerebrali posteriori (*PCA*)

**Fig. 5.2** Visualizzazione caudo-craniale del poligono di Willis. Il poligono congiunge i sifoni carotidei al circolo vertebrobasilare tramite le arterie comunicanti posteriori (*PcoA*) che si anastomizzano con il tratto P1 delle arterie cerebrali posteriori (*PCA*). Anteriormente il poligono è completato dall'arteria comunicante anteriore (*AcoA*) che congiunge i tratti A1 delle arterie cerebrali anteriori (*ACA*)

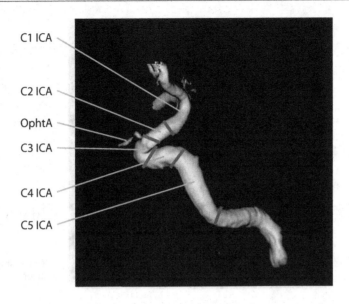

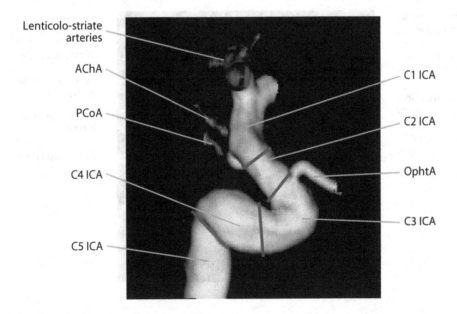

**Fig. 5.3** Visualizzazione laterale del sifone carotideo. La denominazione dei segmenti del sifone differisce tra i vari autori; in questa Figura è stata riportata la denominazione secondo Fisher. Tratto precavernoso o lacero (*C5*), tratto cavernoso (*C4*), tratto clinoideo (*C3*), tratto sopraclinoideo prossimale (*C2*), tratto sopraclinoideo distale (*C1*)

**Fig. 5.4** Rami del sifone carotideo: l'arteria oftalmica (*OphtA*), repere angiografico al di sopra del quale l'arteria assume un decorso subaracnoideo

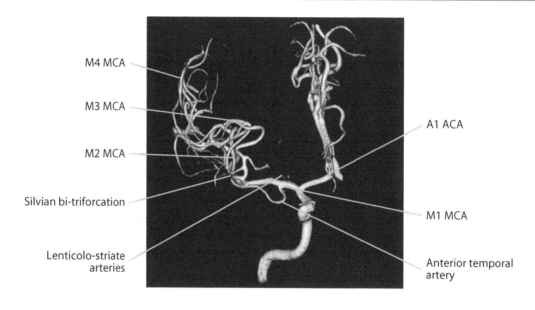

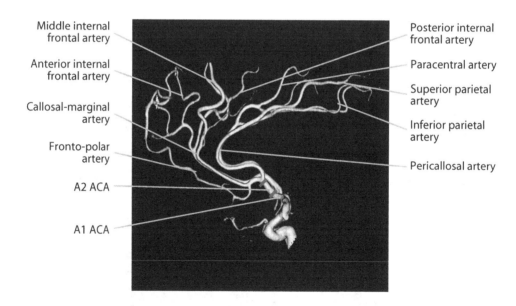

**Fig. 5.5** Apice del sifone carotideo con i suoi rami di dicotomizzazione MCA e ACA. Il tratto M1 della MCA dà origine alle arterie lenticolo-striate, esili rami terminali che irrorano la regione nucleo-capsulare. Il tratto A1 della ACA è detto tratto precomunicante

**Fig. 5.6** Visione laterale della ACA che decorre nella scissura interemisferica. Usualmente dal tratto A2 originano anche l'arteria orbito-frontale e fronto-polare che irrorano la corteccia fronto-mesiale e fronto-orbitaria. In Figura l'arteria fronto-polare prende origine dall'arteria calloso-marginale e l'orbito-frontale dalla fronto-polare. I rami frontali e parietali della ACA originano solitamente dalla arteria calloso marginale. In altri casi, come in Figura, alcuni rami emisferici dell'arteria cerebrale anteriore originano dall'arteria pericallosa

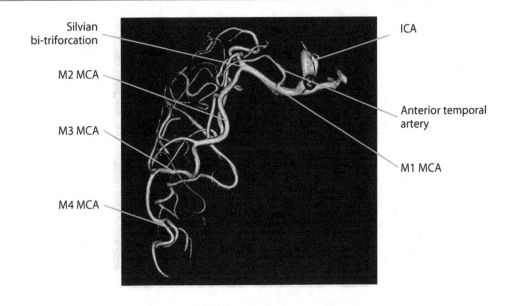

Silvian bi-triforcation

M2 MCA

M3 MCA

M4 MCA

ICA

Anterior temporal artery

M1 MCA

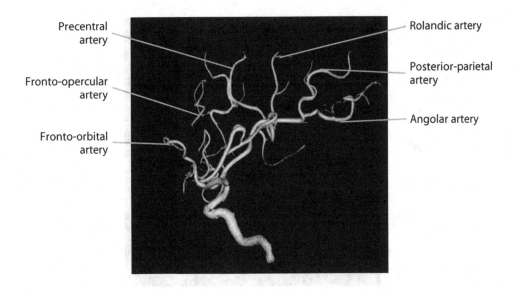

Precentral artery

Fronto-opercular artery

Fronto-orbital artery

Rolandic artery

Posterior-parietal artery

Angolar artery

**Fig. 5.7** Visione inferiore della MCA, della sua biforcazione e dei suoi rami insulari (*M2*), opercolari (*M3*) ed emisferici (*M4*)

**Fig. 5.8** Sono riportati i rami emisferici (*M4*) della suddivisione superiore (frontale e parietale) dell'arteria del candelabro che dall'avanti all'indietro sono il ramo fronto-orbitale, il fronto-opercolare o prefrontale, il ramo precentrale, il ramo rolandico o centrale, i rami parietali anteriore e posteriore e l'arteria angolare. I rami emisferici della suddivisione inferiore destinati alla superficie esterna del lobo temporale sono l'arteria temporale anteriore (che come in Figura 1.73 può originare dal tratto M1), l'arteria temporale media e posteriore o temporo-occipitale; queste ultime spesso non sono visualizzabili negli angiogrammi a RM

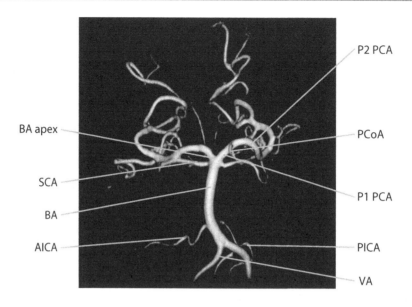

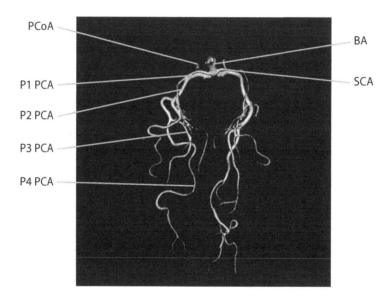

Fig. 5.9 Visione antero-posteriore del circolo vertebrobasilare. Si riconoscono le arterie cerebellari postero-inferiori (*PICA*) che originano dal tratto intracranico della VA, le arterie cerebellari antero-inferiori (*AICA*) che originano dal terzo inferiore della BA e le arterie cerebellari superiori (*SCA*) che originano dal terzo superiore della BA immediatamente al di sotto della dicotomizzazione terminale nelle arterie cerebrali posteriori (*PCA*)

Fig. 5.10 Visione infero-superiore del circolo vertebrobasilare. Si riconoscono il tratto precomunicante (*P1*), il tratto post-comunicante (*P2*), il tratto P3 che decorre nella cisterna della lamina quadrigemina, e quindi il tratto P4 che si compone dell'arteria occipitale mediale e occipitale laterale

# Parte VI

# Sistema ventricolo-cisternale

### Spazi liquorali

Il liquido cerebrospinale è contenuto negli spazi liquorali ventricolari e subaracnoidei periencefalici. Gli spazi subaracnoidei periencefalici in alcuni punti si ampliano a costituire le cisterne.

La *cisterna magna* detta anche cisterna cerebello-midollare è posta tra il midollo spinale e la faccia inferiore del cervelletto. Essa comunica con il IV ventricolo attraverso il foro di Magendie.

La cisterna angolo-ponto-cerebellare è situata nell'angolo diedro compreso tra le superfici laterali del ponte, del bulbo e del cervelletto. In tale cisterna procide il flocculo, si apre il forame di Luschka e decorrono i nervi del pacchetto acustico facciale e i nervi misti.

La cisterna pontina si estende tra il ponte e il *clivus* e vi decorrono il tronco della basilare e l'emergenza del V nervo cranico.

Le cisterne basali sono comprese tra la base dell'encefalo e la base cranica e si estendono dalla *crista galli* al grande forame occipitale. Sono distinte in basali anteriori se poste anteriormente alla lamina quadrilatera della sella turcica e basali posteriori se localizzate posteriormente a tale repere anatomico.

La cisterna della *lamina terminalis* posta al davanti della commissura anteriore e della *lamina terminalis* congiunge la cisterna pericallosa che la sovrasta con la cisterna chiasmatica che le è situata postero-inferiormente.

Lateralmente la cisterna basale anteriore continua nella cisterna della scissura laterale di Silvio (cisterna insulare) posta tra l'insula e gli opercoli frontale temporale e parietale ove decorre l'arteria cerebrale media con i suoi rami insulari.

Le cisterne basali posteriori comprendono le seguenti porzioni:
- la cisterna interpeduncolare che occupa l'omonima fossa tra i due peduncoli cerebrali e in cui decorrono le arterie cerebellari superiori, le arterie cerebrali posteriori e l'emergenza del III nervo cranico;
- la *cisterna ambiens* posta tra la fossa cranica media e posteriore circonda a manicotto i peduncoli cerebrali, è la continuazione della cisterna interpeduncolare e costituisce un anello che separa il tronco encefalico dall'incisura tensoriale;
- la cisterna della lamina quadrigemina o della lamina tettale posta all'altezza della lamina quadrigemina costituisce la porzione dorsale della *cisterna ambiens*. La componente postero-superiore di tale cisterna viene denominata cisterna della grande vena cerebrale di Galeno mentre la porzione antero-superiore al di sopra della pineale è detta cisterna del velo interposito.

La cisterna pericallosa è posta tra il corpo calloso e il margine inferiore della grande falce cerebrale. Posteriormente è la continuazione della cisterna della grande vena cerebrale di Galeno e anteriormente termina nella cisterna della *lamina terminalis*.

Vi decorrono le arterie calloso marginali.

La cisterna della fessura trasversa di Bichat o cisterna tele-diencefalica è posta tra il corpo calloso e il tetto del terzo ventricolo, si estende longitudinalmente dal forame di Monro in avanti alla cisterna del velo interposito in dietro. Vi decorrono le vene cerebrali interne e le arterie corioidee posteriori.

Gli spazi liquorali ventricolari sono costituiti da tre ventricoli sovratentoriali e un sottotentoriale.

Il IV ventricolo è compreso tra il bulbo e il ponte che ne costituiscono il pavimento (fossa romboidale) e dai peduncoli cerebellari, veli midollari e cervelletto che ne costituiscono il tetto. Tale ventricolo è in comunicazione con gli spazi subaracnoidei della cisterna angolo ponto cerebellare attraverso il foro di Luschka e con la cisterna magna attraverso il foro di Magendie posto all'altezza dell'*obex*. Cranialmente il IV ventricolo è in comunicazione con il III ventricolo attraverso l'acquedotto di Silvio.

Il terzo ventricolo è delimitato ai lati dai talami, inferiormente all'altezza dell'ipotalamo è chiuso da due recessi, quello sovrachiasmatico e quello infundibolare. Superiormente è delimitato dalla tela corioidea. Posteriormente termina con il recesso sovraepifisario ed epifisario, mentre sul davanti è chiuso dalla *lamina terminalis*. È connesso con i ventricoli laterali attraverso il forame di Monro.

Il ventricolo laterale è uno spazio liquorale profondo conformato ad arco costituito da quattro porzioni che prendono il nome del lobo cerebrale che le include: il corno frontale o anteriore, il corno occipitale o posteriore, il corno temporale o inferiore, la cella media che con il trigono (o atrio) congiunge i tre corni in corrispondenza del lobo parietale.

# Spazi liquorali

**6**

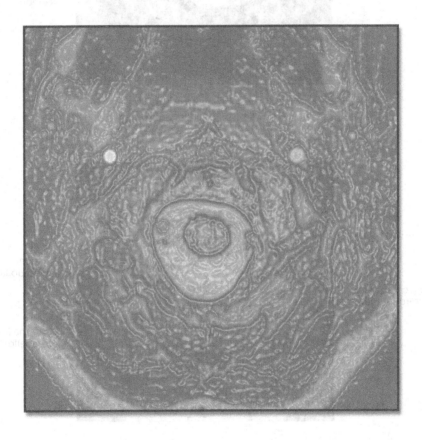

*Anatomia RM dell'encefalo.* Mirco Cosottini (a cura di)
© Springer-Verlag Italia 2012

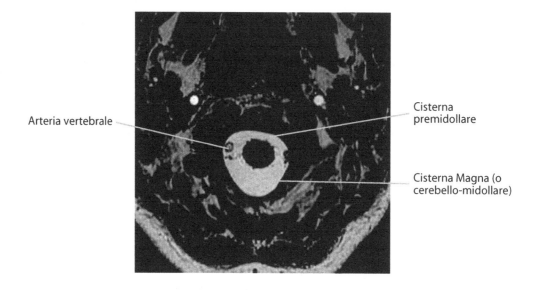

Arteria vertebrale

Cisterna premidollare

Cisterna Magna (o cerebello-midollare)

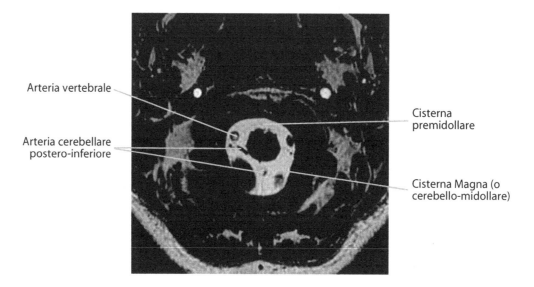

Arteria vertebrale

Arteria cerebellare postero-inferiore

Cisterna premidollare

Cisterna Magna (o cerebello-midollare)

**Fig. 6.1** In sezione assiale sono riportate, utilizzando sequenze adatte ad accentuare il segnale dei fluidi stazionari, le cisterne periencefaliche ripiene di liquido cerebrospinale. Esse si stagliano come zone iperintense contro l'ipointensità del tessuto nervoso

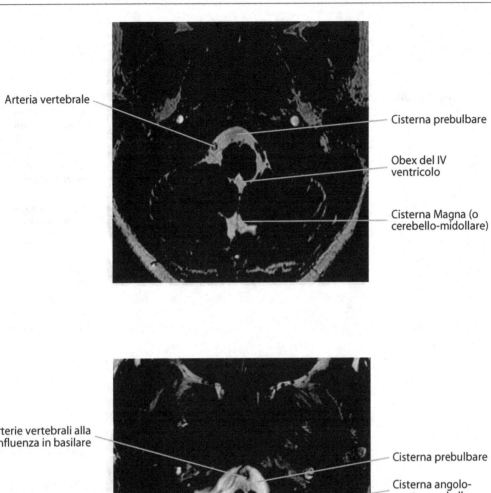

Arteria vertebrale

Cisterna prebulbare

Obex del IV
ventricolo

Cisterna Magna (o
cerebello-midollare)

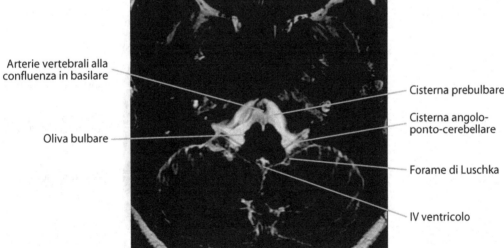

Arterie vertebrali alla
confluenza in basilare

Cisterna prebulbare

Cisterna angolo-
ponto-cerebellare

Oliva bulbare

Forame di Luschka

IV ventricolo

**Fig. 6.2** La *cisterna magna* in cui aggettano le tonsille cerebellari era sede di puntura sotto-occipitale

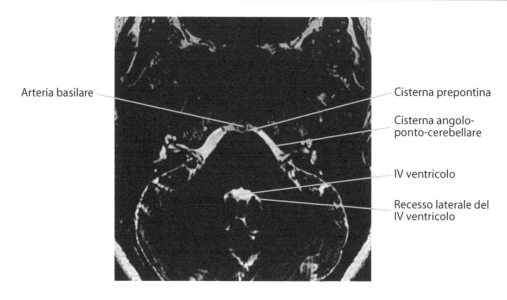

Arteria basilare

Cisterna prepontina

Cisterna angolo-
ponto-cerebellare

IV ventricolo

Recesso laterale del
IV ventricolo

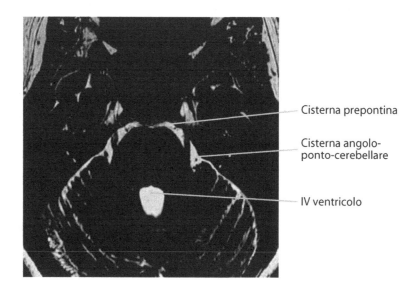

Cisterna prepontina

Cisterna angolo-
ponto-cerebellare

IV ventricolo

**Fig. 6.3** La cisterna angolo-ponto-cerebellare comunica con lo spazio ventricolare del IV ventricolo attraverso i forami di Luschka. Al suo interno decorrono il VII, VIII n.c. e i nervi misti

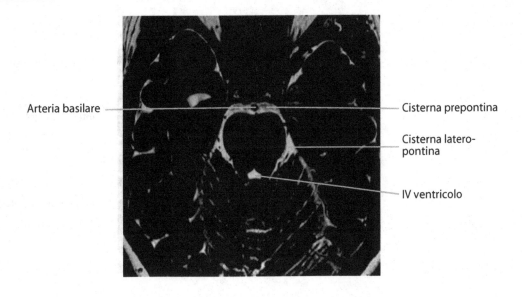

Arteria basilare — Cisterna prepontina

Cisterna latero-pontina

IV ventricolo

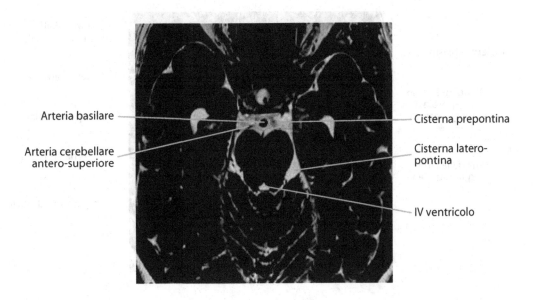

Arteria basilare — Cisterna prepontina

Arteria cerebellare antero-superiore — Cisterna latero-pontina

IV ventricolo

**Fig. 6.4** Nella cisterna prepontina decorre, adagiata nel solco basilare del ponte, l'arteria basilare

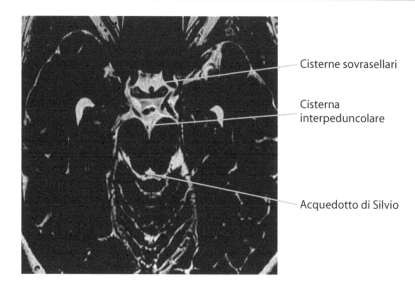

Cisterne sovrasellari

Cisterna interpeduncolare

Acquedotto di Silvio

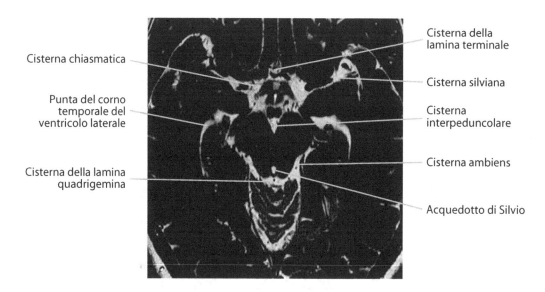

Cisterna chiasmatica

Punta del corno temporale del ventricolo laterale

Cisterna della lamina quadrigemina

Cisterna della lamina terminale

Cisterna silviana

Cisterna interpeduncolare

Cisterna ambiens

Acquedotto di Silvio

**Fig. 6.5** Le cisterne della base anteriori comprendono la cisterna sovrasellare o chiasmatica e la cisterna della lamina terminale. Le cisterne basali posteriori, poste al di dietro della lamina quadrilatera, includono la cisterna interpeduncolare, la *cisterna ambiens* e la cisterna della lamina quadrigemina

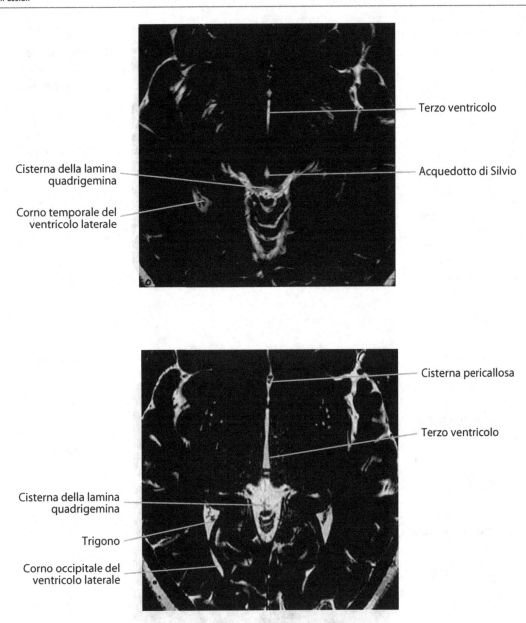

**Fig. 6.6** Nella cisterna della lamina quadrigemina aggettano i corpi quadrigemelli e decorre il IV n.c.

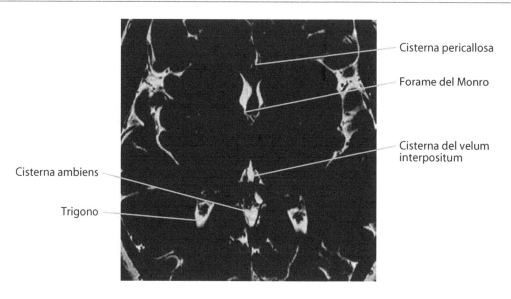

Cisterna pericallosa

Forame del Monro

Cisterna del velum interpositum

Cisterna ambiens

Trigono

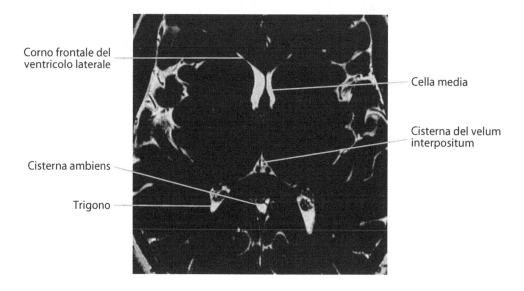

Corno frontale del ventricolo laterale

Cella media

Cisterna del velum interpositum

Cisterna ambiens

Trigono

**Fig. 6.7** Sezione assiale che visualizza i corni frontali e gli atri o trigoni dei ventricoli laterali. I ventricoli laterali comunicano con il terzo ventricolo tramite i forami di Monro

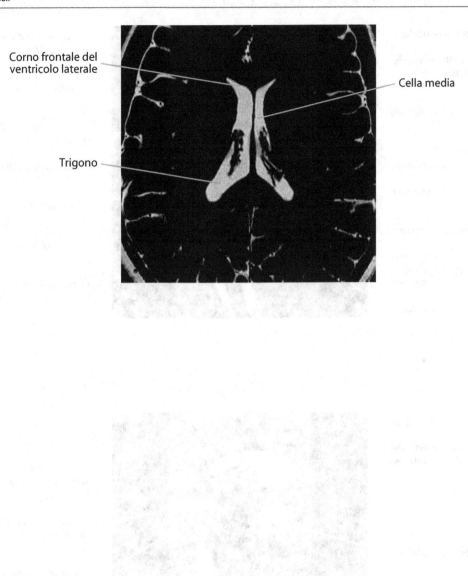

Corno frontale del
ventricolo laterale

Cella media

Trigono

**Fig. 6.8** La sezione sovrastante alla precedente visualizza la cella media del ventricolo laterale che congiunge i corni frontali con i trigoni e al cui interno aggettano i plessi corioidei costituiti da un epitelio secernente che produce il liquido cerebrospinale

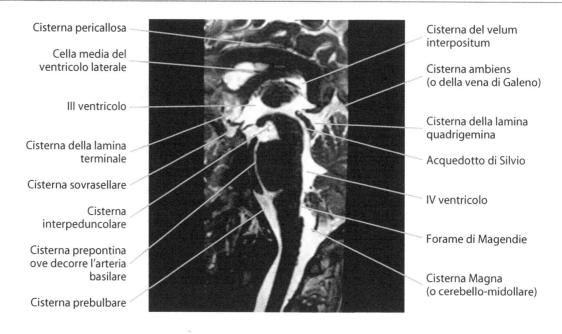

Cisterna pericallosa

Cella media del ventricolo laterale

III ventricolo

Cisterna della lamina terminale

Cisterna sovrasellare

Cisterna interpeduncolare

Cisterna prepontina ove decorre l'arteria basilare

Cisterna prebulbare

Cisterna del velum interpositum

Cisterna ambiens (o della vena di Galeno)

Cisterna della lamina quadrigemina

Acquedotto di Silvio

IV ventricolo

Forame di Magendie

Cisterna Magna (o cerebello-midollare)

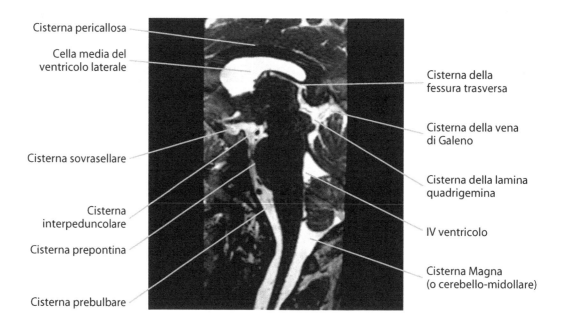

Cisterna pericallosa

Cella media del ventricolo laterale

Cisterna sovrasellare

Cisterna interpeduncolare

Cisterna prepontina

Cisterna prebulbare

Cisterna della fessura trasversa

Cisterna della vena di Galeno

Cisterna della lamina quadrigemina

IV ventricolo

Cisterna Magna (o cerebello-midollare)

**Fig. 6.9** In queste immagini sagittali si possono osservare: la cisterna della lamina terminale posta al davanti e al di sopra della cisterna sovrasellare; la cisterna del velo interposito e la cisterna della grande vena cerebrale di Galeno; la cisterna pericallosa posta tra il corpo calloso e il margine inferiore della grande falce cerebrale: ha un decorso arcuato e congiunge la cisterna della *lamina terminalis* anteriormente con la cisterna della vena di Galeno che costituisce la porzione più craniale della cisterna della lamina quadrigemina posteriormente

Printed in the United States
By Bookmasters